Thomann

Wirksame Hilfe bei Arthrose

Priv.-Doz. Dr. med. Klaus-Dieter Thomann

Wirksame Hilfe bei Arthrose

- Wie Sie selbst mit einfachen Mitteln Schmerzen lindern
- Beweglich bleiben durch kleine Übungen zwischendurch
- Wie Ihr Arzt den Gelenkverschleiß untersucht und behandelt

TRIAS

Leserservice:
Wenn Sie Fragen oder Anregungen zu diesem Buch haben, schreiben Sie uns! TRIAS Verlag, Postfach 301120, 70451 Stuttgart

Textzeichnungen:
Friedrich Hartmann, Nagold

Umschlaggestaltung:
Cyclus · D+P Loenicker, Stuttgart

Umschlagbild:
Premium Stock Photography GmbH

Lektorat:
Stefan Vieregg

Die Deutsche Bibliothek –
CIP Einheitsaufnahme
Thomann, Klaus Dieter:
Wirksame Hilfe bei Arthrose : wie Sie selbst mit einfachen Mitteln Schmerzen lindern ; beweglich bleiben durch kleine Übungen zwischendurch ; wie Ihr Arzt den Gelenkverschleiß untersucht und behandelt / Klaus-Dieter Thomann. – Stuttgart : TRIAS, 1998
(TRIAS ärztlicher Rat)
Frühere Ausg. u.d.T.:Thomann, Klaus-Dieter: Arthrose ist kein Schicklal

Wichtiger Hinweis:
Wie jede Wissenschaft ist die Medizin ständigen Entwicklungen unterworfen. Forschung und klinische Erfahrung erweitern unsere Erkenntnisse, insbesondere was Behandlung und medikamentöse Therapie anbelangt. Soweit in diesem Werk eine Dosierung oder eine Applikation erwähnt wird, darf der Leser zwar darauf vertrauen, daß Autoren, Herausgeber und Verlag große Sorgfalt darauf verwandt haben, daß diese Angabe **dem Wissensstand bei Fertigstellung des Werkes** entspricht. Für Angaben über Dosierungsanweisungen und Applikationsformen kann vom Verlag jedoch keine Gewähr übernommen werden. **Jeder Benutzer ist angehalten,** durch sorgfältige Prüfung der Beipackzettel der verwendeten Präparate und gegebenenfalls nach Konsultation eines Spezialisten festzustellen, ob die dort gegebene Empfehlung für Dosierungen oder die Beachtung von Kontraindikationen gegenüber der Angabe in diesem Buch abweicht. Eine solche Prüfung ist besonders wichtig bei selten verwendeten Präparaten oder solchen, die neu auf den Markt gebracht worden sind. **Jede Dosierung oder Applikation erfolgt auf eigene Gefahr des Benutzers.** Autoren und Verlag appellieren an jeden Benutzer, ihm etwa auffallende Ungenauigkeiten dem Verlag mitzuteilen.

Gedruckt auf chlorfrei gebleichtem Papier

Rüdigerstraße 14, D-70469 Stuttgart
Printed in Germany
Satz: Fotosatz H. Buck, Kumhausen
Druck: Gutmann, Talheim

ISBN 3-89373-421-X 2 3 4 5 6

Zum alten Eisen gehören?

»Herr Doktor, eigentlich sind die Schmerzen gar nicht so schlimm, aber wenn ich vom Stuhl aufstehe, komme ich kaum noch hoch. Ich denke, ein Reibeisen schabt in meinem Knie. Wenn ich die Treppe benutze, kracht es hinter der Kniescheibe. Ich bin immer gerne gewandert; letzten Sonntag kam ich, als wir bergab gingen, kaum noch nach Hause. Das Knie schwoll an und schmerzte stark. Es ist schon etwas besser geworden, aber ich wollte doch mal danach schauen lassen.«

Ich untersuche die freundliche 50jährige Patientin, die mir die Diagnose fast schon auf die Zunge gelegt hat, und lasse ein Röntgenbild machen. Wir betrachten es gemeinsam:

»Sie haben eine Arthrose, einen Gelenkverschleiß. Der Abstand zwischen Oberschenkelrolle, Schienbeinkopf und Kniescheibe ist sehr klein geworden. Der Knorpel, der den Knochen überzieht, hat sich abgenutzt. Die Umrisse des Knies sind plumper als früher, die Gleitflächen des Gelenkes haben Nasen bekommen. Der Knochen versucht durch seine eigene Verbreiterung den stärker auf ihn einwirkenden Druck zu verteilen.«

Für mich als Arzt ist der Fall klar: Jeden Tag sehe ich eine Vielzahl von Patienten, die an einem Gelenkverschleiß leiden. Die Diagnose macht keine Schwierigkeiten, etwas Bösartiges ist ausgeschlossen, ich kann dem Patienten eindeutig und klar seine Beschwerden und Symptome erklären. Auch wenn unser Gespräch nicht mit der Verordnung von Tabletten oder Salben abschließt, sondern ich näher auf das Krankheitsbild eingehe und wir über die Möglichkeiten der medizinischen Behandlung und des eigenen Verhaltens sprechen, bleiben dem Patienten oft mehr Fragen als Antworten. Manchmal verhindern auch ein volles Wartezimmer und die Eile der täglichen Sprechstunde das Erörtern aller Probleme. Vielleicht vergißt auch der Patient die Fragen, die er besprechen wollte, oder – und das kommt öfter vor – er traut sich nicht, Dinge anzusprechen, von denen er meint, daß sie allgemein bekannt seien.

Zu diesem Buch

Wie gehe ich mit diesem Buch um?

In diesem Buch erhalten Sie Tips und Informationen, die es Ihnen erleichtern, mit Ihrer Arthrose zurechtzukommen. Sie können es sowohl ausführlich Seite für Seite lesen, als auch bei einer bestimmten Arthrose unter dem Stichwort nachschlagen. Jedes Kapitel ist so aufgebaut, daß Sie es unabhängig vom restlichen Text für sich alleine lesen können.

Viele wichtige Fragen bleiben offen:

- Wie geht es weiter, schreitet die Arthrose fort?
- Soll ich meine Ernährung umstellen?
- Was mache ich im Beruf, wo ich den ganzen Tag stehen muß?
- Darf ich Fahrradfahren, Joggen und Fußballspielen, kann ich auch in Zukunft wandern?
- Nützt die Einnahme von Tabletten?
- Mir ist Gelatine empfohlen worden, hilft das etwas?
- Was sage ich meinem Partner?

Auch in den Wochen danach muß sich unser Patient/unsere Patientin mit den Folgen der Arthrose beschäftigen. Seinen Kegelbrüdern (ihren Bekannten in der Gymnastikgruppe) hat er/sie schon zweimal absagen müssen. Es wird schon gewitzelt, ob ihm/ihr verboten sei, abends wegzugehen oder ob er/sie langsam »zum alten Eisen gehöre«.

»Zum alten Eisen gehören« – die Diagnose Arthrose läßt einen daran denken. Leicht assoziiert man mit ihr »das Alter«, die Einschränkung der Beweglichkeit und eine Beeinträchtigung der Lebensqualität. Man weiß, daß die körperliche Aktivität auch die geistige Beweglichkeit begünstigt. Ist die Arthrose nur die Vorstufe für eine weitergehende Einschränkung?

Bei jedem Menschen, der seine Gesundheit ernst nimmt, ruft die Diagnose »Arthrose« Ängste und Befürchtungen hervor, die nicht verdrängt, sondern verarbeitet werden müssen. Der Gelenkverschleiß ist keine eitrige Halsentzündung. Bei ihr reicht es, den Patienten zu untersuchen, ihm für zehn Tage Penicillintabletten und Ruhe zu verordnen. Die Entzündung heilt folgenlos aus. Nach zwei Wochen hat der Patient sie vergessen. Es ist gut, aber nicht unbedingt notwendig, wenn er über alle Einzelheiten der Erkrankung informiert wird.

Anders die Arthrose, bei ihr handelt es sich um eine chronische Beeinträchtigung eines Gelenkes, die zumindest zeitweise zu Beschwerden führt. Sie kann scheinbar verschwinden, »ruhen«, um später erneut zurückzukehren. Der Gelenkverschleiß bleibt. Die Arthrose ist keine vorübergehende Krankheit, sie ist oder wird ein Teil unseres Lebens. Der Gelenkverschleiß ist etwas Naturgegebenes. Je älter wir werden, desto wahrscheinlicher ist es, daß wir davon betroffen werden.

Wenn die Arthrose nicht immer vermeidbar, im eigentlichen Sinne auch nicht heilbar ist, so müssen wir lernen, mit ihr umzugehen.

Spielt bei der Halsentzündung das Medikament die entscheidende und die Information die untergeordnete Rolle, so ist es bei der Arthrose gerade umgekehrt. Medikamente nützen hier wenig, das Wissen um die eigene Erkrankung, ihre Berücksichtigung im täglichen Leben und die Umstellung des Verhaltens sind die Grundlagen ihrer Behandlung. Der Arzt kann helfen und die nötige Unterstützung geben, die Behandlung muß der Patient selbst in die Hand nehmen. Nur in Ausnahmefällen wird der Arzt durch die medikamentöse, physiotherapeutische oder operative Behandlung zeitweise »federführend«. Aber auch dann ist kein dauerhafter Erfolg ohne die Mithilfe (oder besser die Selbsthilfe) des Patienten zu erzielen. Je informierter der Patient über Ursachen, Folgen und das eigene Umgehen mit der Erkrankung ist, um so geringer sind die Ängste und Befürchtungen. Angst und Furcht schränken ein, behindern eine sinnvolle körperliche Aktivität und beeinträchtigen die Lebensqualität.

Der Verschleiß eines Gelenkes und das Wissen um diese Veränderung erinnert uns daran, daß wir mit unserem Körper haushalten müssen und daß die Zeit des »Raubbaus«, des verschwenderischen Umgehens mit den eigenen Ressourcen, vorbei ist. Wenn wir das erkennen und beginnen, bewußter zu leben, hat die Arthrose ihren Schrecken verloren. Ja, sie kann sogar dazu dienen, ein neues Kapitel in unserem Leben aufzuschlagen. So wie eine Lungenerkrankung oder ein ernstes Leiden den Raucher dazu bewegt, das Rauchen von heute auf morgen aufzugeben und damit seiner Gesundheit nützt, kann uns auch die Arthrose vom unbekümmerten, aggressiven und schonungslosen Gebrauch der Gelenke wegführen.

Eine Veränderung am Arbeitsplatz, das Aufgeben einzelner, besonders belastender Sportarten und der Wechsel zu gelenkschonenden sportlichen Tätigkeiten können bereits eine wesentliche Erleichterung bringen. So ähnlich geht es unserem Patienten mit der Arthrose: Hat er eine Kniearthrose, so kann er weiterhin mit Vehemenz Fußball spielen und

Das Leben mit anderen Augen sehen

Die Diagnose »Arthrose« kann uns helfen, ein »neues Kapitel« in unserem Leben aufzuschlagen. Sie erinnert uns daran, daß unsere Gesundheit ein kostbares Gut ist und nur wir selbst in der Lage sind, unseren Körper zu pflegen, mit ihm hauszuhalten.

Beispiel

Das Problem wird deutlicher, wenn wir einen Vergleich aus der Technik nehmen: Es ist möglich, mit einem Auto in einer Geschwindigkeit von 200 km/h auf einer leeren Autobahn von Frankfurt nach Hamburg zu fahren. Die Belastung ist extrem, der Kraftstoffverbrauch hoch, die Abnutzung von Motor, Getriebe und den mechanischen Lagern entsprechend groß, die Gefährdung durch einen möglichen Unfall erheblich höher als bei langsamerem Fahren. Man kann auch die gleiche Strecke mit einem Auto mit weniger PS, vielleicht sogar mit einer Undichtigkeit am Zylinderkopf oder einem angeschlagenen Radlager zurücklegen, wenn man 80 oder 100 km/h fährt. Ist man erst in Hamburg angekommen, dann spielt es keine Rolle mehr, wie schnell man gefahren ist. Die Freude und der Genuß, den man bei der Besichtigung der Stadt und ihrer Sehenswürdigkeiten erlebt, ist bei dem Fahrer eines »Käfers« oder eine »Ente« genauso groß wie bei dem eines »Porsches«.

In unserem Beispiel kann der Fahrer des Käfers natürlich auch dauernd Vollgas fahren, er wird merken, daß der Motor rasch Öl verliert, das Lager stark schlägt und bereits nach wenigen Kilometern muß er seine Reise aufgeben. Der Motor und das Radlager sind endgültig kaputt, es bleibt nur noch der Abtransport durch fremde Hilfe und der Ersatz des defekten Teiles.

Hallensportarten betreiben. Er braucht sich um die danach auftretende Schwellung nicht zu kümmern und kann sein Knie mit Hilfe einer Operation »reparieren« lassen, nur um den Sport hinterher um so intensiver auszuführen. Nach einigen Jahren ist von dem funktionstüchtigen Knie kaum noch etwas übrig.

Der anfangs noch vorhandene Knorpel, der bereits beeinträchtigt war, hat sich völlig abgeschliffen. Der Schmerz und die Schwellung sind die

Zeichen, mit denen der Körper auf Überlastung reagiert. Der Patient hat sie bewußt oder unbewußt übergangen, jetzt fällt ihm schon das Gehen schwer, seine Beweglichkeit ist viel stärker beeinträchtigt, als es bei gelenkschonender Lebensweise notwendig gewesen wäre.

Die Diagnose »Arthrose« sollte uns dazu animieren, bewußt zu leben, um möglichst lange und auf Dauer die Funktion und Bewegungsfreiheit der Gelenke zu erhalten.

Bitte beachten Sie:
Die nachfolgenden Kapitel sind nicht Teile eines Reparaturhandbuchs, sie können und sollen das Gespräch mit dem Arzt nicht ersetzen. Der Arthroseratgeber soll in leicht verständlicher Form wesentliche Informationen vermitteln und der Vor- oder Nachbereitung eines Gespräches mit dem behandelnden Arzt, der Krankenschwester, dem Krankengymnasten oder dem Masseur dienen. Damit können die Bedingungen für ein gegenseitiges Verstehen verbessert werden.

Doch zurück zu Ihrer Arthrose. Die Arthrose befällt nicht alle Gelenke, so daß Sie natürlich wissen wollen, was Sie für Ihr betroffenes Gelenk tun können. Interessant ist auch, welche Ursachen für die Entstehung eine Rolle spielen und welche medizinischen Behandlungen sinnvoll und erfolgversprechend sind. Wenn Sie sich erst konkret informieren möchten, so lassen Sie die kommenden Kapitel weg und schlagen direkt unter dem Stichwort des betroffenen Gelenkes nach. An dieser Stelle erhalten Sie eine erste Information, die Sie bei Interesse vertiefen können. Je nachdem, ob Sie mehr über die allgemeinen Bedingungen der Entstehung und der Therapie oder spezielle Aspekte wie »Arthrose, Arbeit und Beruf«, »Arthrose und Sport«, »Arthrose und Urlaub« usw. erfahren möchten, können Sie das jeweilige Kapitel anschließend lesen. Jedes einzelne Kapitel ist auch allein verständlich, so daß Sie an keine feste Reihenfolge gebunden sind. Ein Stichwortverzeichnis finden Sie am Schluß des Bandes.

Was ist eine Arthrose, und wie entsteht sie?

»Arthrose« ist mit dem deutschen Wort »Gelenkverschleiß« richtig übersetzt. Nur läßt der Begriff »Gelenkverschleiß« noch nicht unbedingt an eine Erkrankung denken, er weist lediglich darauf hin, daß ein Gelenk abgenutzt ist. Automatisch denkt man an eine mechanische Abnutzung, wie bei dem Lager einer Maschine. Einerseits ist der Vergleich sehr einleuchtend, andererseits berücksichtigt er den wesentlichen Gegensatz zwischen »toter« Maschine und lebendem Körper nicht. Die Maschine geht mit der Zeit kaputt, sie kann sich nicht selbst regenerieren. Die Gelenke sind eingebettet in das biologische Geschehen, Abnutzung und Regeneration können sich die Waage halten. Der Körper verfügt über eine Fähigkeit zur »selbsttätigen Reparatur«. Er versucht, den Schaden klein zu halten, ihn zu begrenzen. Dies gelingt ihm mehr oder weniger gut.

Kann der eine Patient mit einem leichten Verschleiß des Kniegelenkes kaum noch laufen, so spielt ein anderer mit einer schweren Abnutzung

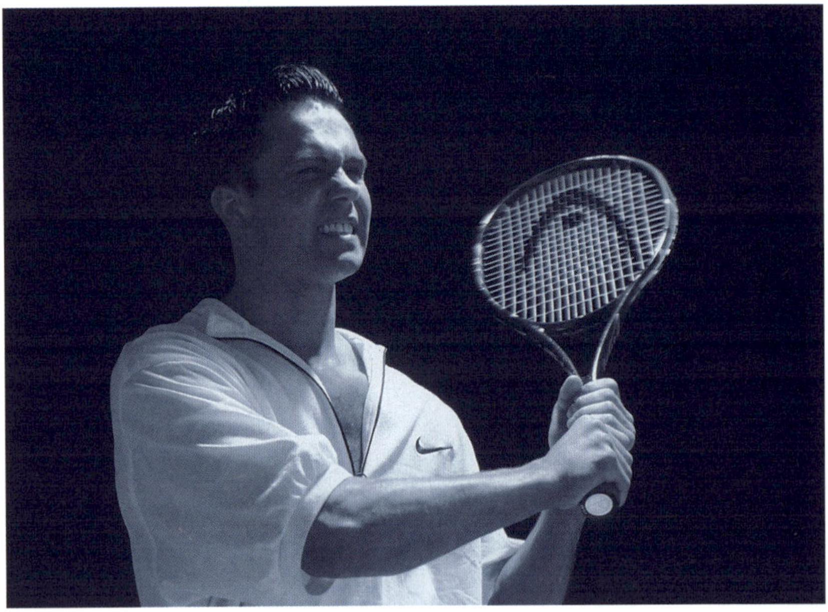

noch Fußball. Der erste hat bei geringer Belastung starke Schmerzen, der zweite bemerkt sein Kniegelenk überhaupt nicht. Der menschliche Körper ist also komplizierter, er ist fähig zu einem Ausgleich. In dieser Anpassung an die veränderte Belastbarkeit, die einer Selbstheilung nahekommt, liegt unsere Chance, auch mit der Arthrose ein erfülltes Leben zu genießen.

Der Aufbau der Gelenke

Die Gelenke ermöglichen eine zielgerichtete Bewegung unserer Extremitäten (der Arme und Beine). Kaum jemals benutzen wir nur ein Gelenk. Unsere Bewegungen sind sehr komplex. Wenn wir z.B. einen Gegenstand vom Schrank nehmen, dann heben wir den Arm, wir spreizen die Schulter ab und führen sie vorwärts. Gleichzeitig strecken wir den Ellenbogen durch, das Handgelenk wird nach handrückenwärts geneigt und sämtliche Fingergelenke werden koordiniert gebeugt. Der Kopf wird zum Schrank gerichtet, dazu gedreht und nach hinten genommen. Liegt der Gegenstand höher, so müssen wir uns auf die Zehenspitzen stellen, den Fuß in Richtung Fußsohle bewegen, die Knie durchdrücken und die Hüften leicht überstrecken (Abb. 1a). Dieses einfache Beispiel zeigt, wie kompliziert unsere Bewegungen sind. Dabei ist das Greifen nach einem hochgelegenen Gegenstand nichts Außergewöhnliches, sondern ein normaler, alltäglicher Vorgang. Das gleiche gilt auch für das Stehen, Sitzen und Bücken. Auch hierbei sind viele Gelenke in den Bewegungsablauf einbezogen. Ist nur ein einziges dieser mechanischen Lager verändert, abgenutzt oder arthrotisch, so wird die gesamte Bewegung gestört.

Das arthrotische Gelenk entwickelt sich rasch zur schwächsten Stelle dieses Bewegungsablaufes, die Harmonie, die Sicherheit und die Kraftentfaltung werden beeinträchtigt. Dazu ein Beispiel:

Beim *Verschleiß der Hüfte* kann das Hüftgelenk nicht mehr vollständig gestreckt werden, der Oberkörper neigt sich nach vorne, es kostet besondere Mühe, ihn aufzurichten. Gleichzeitig übernehmen aber andere Gelenke die Funktion des beeinträchtigten Teiles, das Knie geht in eine leichte Beugeposition, die Wirbelsäule gleicht die Bewegungseinschränkung der Hüfte mit einem verstärkten Hohlkreuz aus (Abb. 1b).

Die kettenförmige, sich über mehrere Gelenke erstreckende Bewegung hat somit Vor- und Nachteile. Liegt der Nachteil in der Beeinträchtigung der Harmonie des Bewegungsablaufes, so ist der Vorteil darin zu sehen,

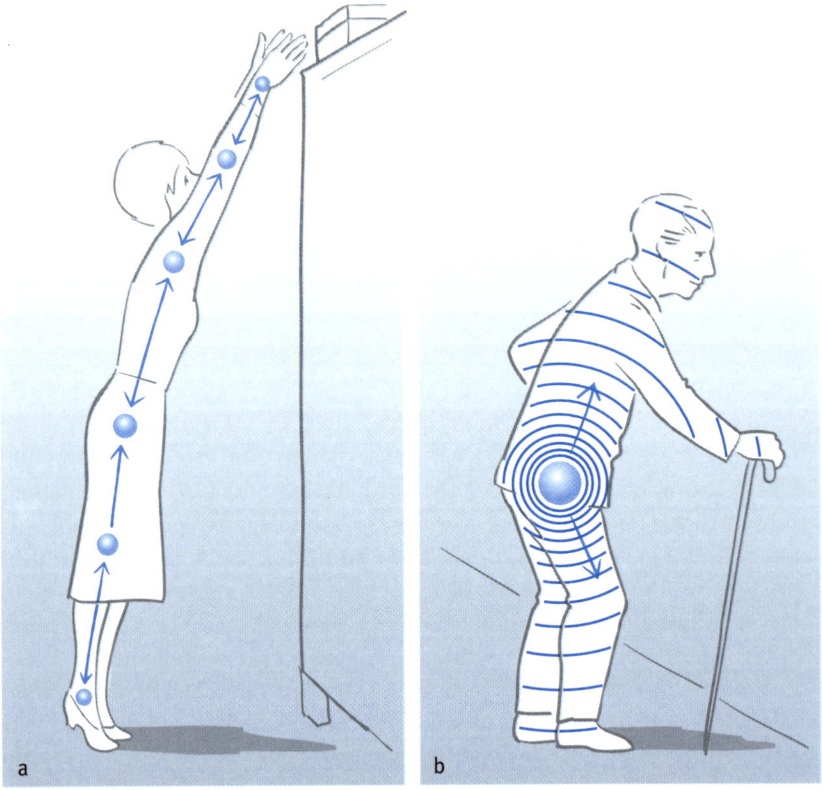

Abb. 1: a. Selbst einfache Bewegungen bedürfen des komplexen Zusammenspiels vieler Gelenke. b. Die Erkrankung eines Gelenks kann sich auf die Haltung des ganzen Körpers auswirken (Hüftarthrose).

daß uns immer andere Gelenke zur Verfügung stehen, um eine Beeinträchtigung auszugleichen.

Doch betrachten wir nun ein einzelnes Gelenk. Wir nehmen als Beispiel das Hüftgelenk (Abb. 2). Es handelt sich hierbei um ein Kugelgelenk, bei dem der runde Gelenkkopf in einer Pfanne sitzt. Die Pfanne ist das Widerlager, sie ist an die Rundung des Kopfes angepaßt und ermöglicht Bewegungen in allen Richtungen. Die ausgeprägte und umfassende Gelenkpfanne gibt dem Gelenk trotz der guten Beweglichkeit einen festen Halt. Gelenkkopf und Gelenkpfanne sind jeweils von einem durchsichtigen, weißlich schimmernden Glasknorpel überzogen. Die Oberfläche ist in

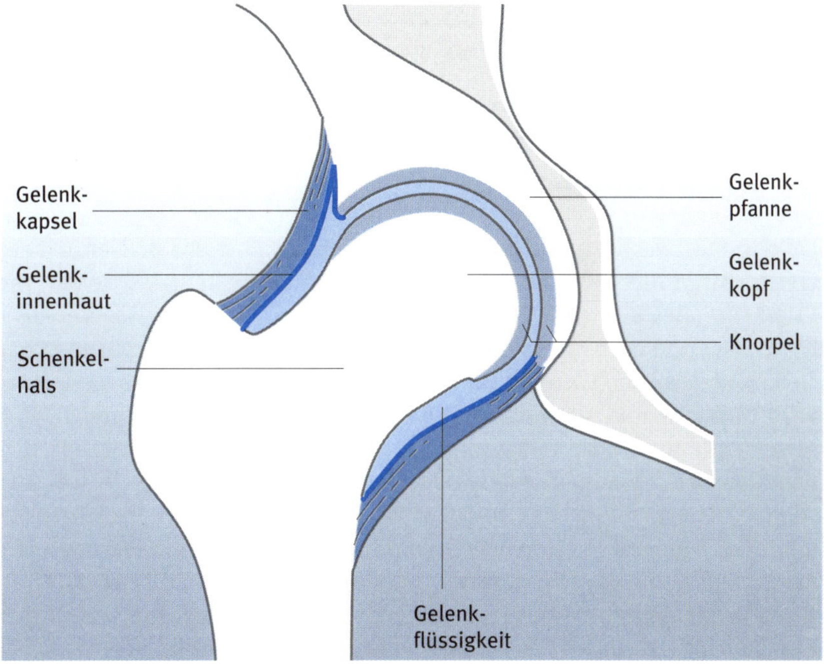

Abb. 2: Der Aufbau eines Gelenks (Hüftgelenk).

der Jugend makellos glatt, die Gleiteigenschaft ist ideal, die innere Reibung minimal. Geschmiert wird dieses Gelenk durch die Gelenkflüssigkeit, die Synovia, die von der Gelenkinnenhaut, der Synovialis, gebildet wird. Durch diese fadenziehende, leicht dickflüssige, klare und gut schmierende Flüssigkeit wird der Gleitwiderstand stark herabgesetzt, das Gelenk ist »gut geölt«. Die Flüssigkeit erneuert sich laufend, durch sie werden die Nährstoffe zum Gelenkknorpel transportiert. Der Knorpel entnimmt seine »Nahrung« aus der Flüssigkeit. Da er nicht direkt mit Blutgefäßen versorgt ist, vermag er auch hohen Belastungen standzuhalten, ohne daß die Ernährung leidet. Lägen Blutgefäße im Knorpel, so würden diese bei jeder Bewegung oder stärkeren Belastung abgedrückt, der Knorpel würde Schaden nehmen.

Andererseits ist die Regenerationsfähigkeit eines Gewebes sehr stark von der Durchblutung abhängig. Je besser ein Gewebe durchblutet ist (z.B. die Mundschleimhaut), desto schneller heilt eine Wunde. Schlecht durchblutete Hautabschnitte, z.B. an einem Raucherbein, heilen bei einer kleinen Verletzung erst nach vielen Wochen. Häufig bleibt ein Geschwür bestehen.

In der Evolution wurde der Vorteil des nichtdurchbluteten, stark belastbaren Knorpels mit einer geringeren Regenerationsfähigkeit erkauft.

Faktoren, die das Entstehen einer Arthrose begünstigen

Ist der Stoffwechsel des Gelenkes beeinträchtigt, wird zuwenig oder falsch zusammengesetzte »Gelenkschmiere« hergestellt, so leidet die Ernährung des Knorpels. Die schöne glatte Oberfläche des Glasknorpels wird rissig und rauh. Kleine Knorpelfetzen können abschilfern und in das Gelenk abgestoßen werden. Die Gleiteigenschaften leiden, die Bewegung wird mühsam und schmerzhaft, das Gelenk kann sich entzünden. Das gleiche gilt für starke Gewalteinwirkungen auf den Knorpel. Kann sich der Knochen bei einem kleinen Riß oder bei einem Bruch rasch und schnell regenerieren und seine volle Festigkeit wieder erreichen, so bleibt als Folge einer Knorpelverletzung, z.B. einer Abschilferung oder Abscherung eines Teiles, eine Wunde bestehen, die nicht wieder durch Glasknorpel gedeckt wird. Hier entsteht ein Narbengewebe, das zwar den Knochen überzieht und vor einer weiteren Beschädigung schützt, dem aber die exzellenten Gleiteigenschaften fehlen. Dieses Ersatzgewebe wird als »Faserknorpel« bezeichnet.

»Nichts bleibt, wie es ist«, ein Grundsatz der auch für unseren Körper gilt. Wir verändern uns zeit unseres Lebens und die Zeit verändert uns. Wir passen uns unserer Umwelt an und gestalten sie mit. Unsere eigene Wandlung nehmen wir weit weniger wahr als die unserer Zeitgenossen. Wir treffen einen Freund nach einigen Jahrzehnten wieder, und fast wäre uns herausgerutscht: »Bist du aber alt geworden«. Ein Blick in unsere eigenen Photoalben fördert die Selbsterkenntnis, wir bemerken schlagartig, wie sehr wir uns gewandelt haben. Sicher, wir haben den Eindruck, »innerlich die Alten« zu sein, aber dem Älterwerden haben wir uns nicht entziehen können.

Weit größer sind die Unterschiede von Mensch zu Mensch. Dabei geht es nicht nur um die unterschiedliche genetische Anlage. Die Lebensweise, die Ernährung, die Intensität der Bewegung und nicht zuletzt die Arbeit formen den Körper. Vergleichen wir einen Bauarbeiter mit einem Archivar oder einen Gewichtheber mit einem Schachspieler. Die Konstitution spiegelt sich im Körperbau wider, sie beeinflußt auch die Gelenke. Zwar ist die Aufgabe der Gelenke, unseren Körper beweglich zu machen, bei allen Menschen gleich, dennoch bestehen gewaltige Unterschiede im Hinblick auf die Beanspruchung. Der Körper paßt sich den Anforderungen an: Wenn wir mit einer schweren körperlichen Arbeit beginnen und diese über einen längeren Zeitraum ausüben, dann sind wir an den ersten Abenden restlos erschöpft. Einige Zeit plagt uns der Muskelkater, aber schon nach einigen Wochen stellt sich unser Körper um. Wir bekommen Schwielen an den Händen, die Muskulatur wird kräftiger, auch die Knochen und Gelenke sind nun der schweren Arbeit gewachsen. Geht dieser Anpassungsvorgang allmählich vor sich, so ist nicht mit gesundheitlichen Schäden zu rechnen. Ganz anders wäre es, würden wir von unserem Archivar oder einem untrainierten Büroangestellten verlangen, den ganzen Tag Zementsäcke abzuladen oder wie ein Fliesenleger zu knien. Innerhalb kürzester Zeit würden sie unter heftigen Gelenk- und Rückenschmerzen leiden, sie wären unfähig weiterzuarbeiten. Ich komme weiter unten noch einmal auf die Folgen der Über- oder Fehlbelastung zurück.

Die Arthrose wird begünstigt durch:

- Angeborene Fehlanlagen der Gelenke:
  - Hüftdysplasie
- Krankheiten des Kindesalters:
  - Perthes-Krankheit
  - Osteochondrosis dissecans des Kniegelenkes
  - jugendliche Hüftkopflösung
- Fehlstellungen der Gelenke
- Unfälle mit Gelenkverletzungen und Knochenbrüchen
- Entzündungen und Störungen des Stoffwechsels:
  - bakterielle Entzündungen
  - rheumatische Entzündungen
  - Gicht
- Langfristige Über- oder Fehlbelastungen
- Genetische Anlagen

Angeborene oder im Kindesalter erworbene Fehlstellungen

Der Bauplan für unsere Gelenke ist genetisch festgelegt, bei Geburt sind die Gelenke ausgebildet, sie benötigen jedoch noch etwa 15 Jahre, um vollständig auszureifen. Es handelt sich um einen sehr komplizierten

Prozeß, der bereits im Mutterleib gestört werden kann. Andere sensible Phasen der Gelenkreifung sind das frühe Kindesalter, die Vorpubertät und die Pubertät.

Hüftgelenkdysplasie – Hüftgelenkluxation

Bei einem gesunden Hüftgelenk wird der Hüftkopf vollständig von der Gelenkpfanne überdacht. Bleibt die Entwicklung der Gelenkpfanne wegen einer genetischen Fehlanlage oder einer falschen Stellung des Hüftkopfes aus, dann findet der Hüftkopf kein Widerlager, er gleitet aus dem Gelenk und stützt sich am Darmbein ab (Hüftluxation) (s. Abb. 3).

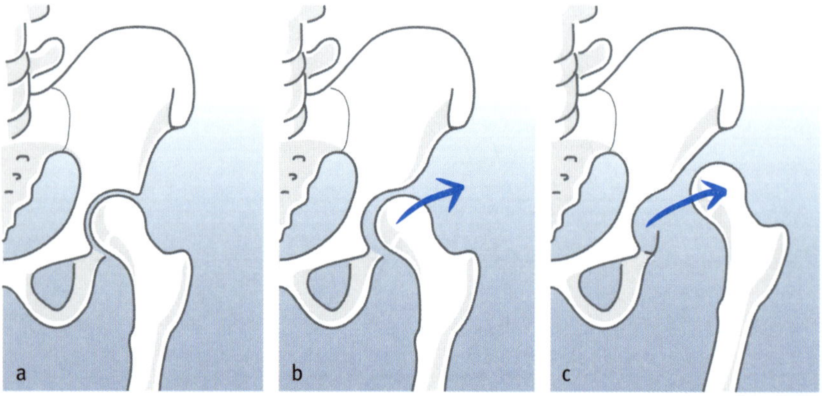

Abb. 3: Die Fehlanlage der Hüftpfanne kann zur Hüftgelenkverrenkung führen.
a. Normales Hüftgelenk. Der Hüftkopf ist von der Pfanne überdacht.
b. Die Pfanne ist falsch angelegt und gibt dem Kopf keinen Halt (Dysplasie).
c. Durch den Muskelzug ist der Kopf aus der Pfanne gewandert (Luxation).

Die minder schwere Form der Fehlanlage, bei der das Pfannendach nicht vollständig ausgebildet ist, wird als »Hüftdysplasie« bezeichnet. Beide Veränderungen können direkt nach der Geburt durch eine körperliche Untersuchung und die Ultraschalldiagnostik nachgewiesen werden. Bei der Hüftluxation ermöglicht man dem Hüftkopf, durch ein spezielles Zugverfahren in die Pfanne zu gleiten. Die Situation ist nun der einer Hüftdysplasie vergleichbar. Werden die Beine des Säuglings abgespreizt und gebeugt, dann verbleibt der Hüftkopf an der tiefsten Stelle der Pfanne. Im Laufe von einigen Monaten bildet sich die Hüftpfanne regulär aus, sie wächst über den Kopf hinaus und gibt ihm für die Zukunft ein festes Widerlager.

Nicht immer wird die Fehlanlage der Hüfte so früh diagnostiziert, daß das Wachstum für die Heilung genutzt werden kann. Ist erst das Erwachsenenalter erreicht, so läßt sich der Fehler nicht mehr korrigieren. Die schmale (dysplastische) Pfanne muß das ganze Körpergewicht tragen und wird dabei kontinuierlich überbelastet. Der Knorpel ist dieser Überbeanspruchung auf Dauer nicht gewachsen, die Dicke nimmt ab, der darunterliegende Knochen lagert vermehrt Mineralstoffe ein und verbreitert sich.

Beschwerden stellen sich im Laufe der Jahre ein. Meist treten die ersten Leistenschmerzen schon zwischen dem 25. und 40. Lebensjahr auf, mit der Zeit wird das Laufen mühsam. Im Röntgenbild lassen sich die typischen Zeichen der Arthrose erkennen: die Verengung des Gelenkspaltes und die typischen Knochenauswüchse.

Kinderkrankheiten der Gelenke – Ausgangspunkt für eine Arthrose

Perthes-Krankheit

Auch wenn alle Gelenke bei Geburt vollständig ausgebildet sind, lauern während des Wachstums noch Gefahren, die zukünftig eine Arthrose begünstigen können. Die kindlichen Gelenke sind auf eine ungestörte Durchblutung und die Zufuhr von Nährstoffen angewiesen. Wie Sie bereits gelesen haben, enthält der Knorpel keine Blutgefäße, der benachbarte Knochen gibt den Sauerstoff und alle weiteren Nährstoffe an den Knorpel ab. Wird die Durchblutung des Knochens unterbrochen, so leidet die Ernährung des Knorpels. Im Extremfall können Knorpel und Knochen absterben. Die Situation läßt sich mit einem Herzinfarkt vergleichen, der nicht mehr durchblutete Teil des Herzmuskels geht unter.

Im Gegensatz zum Erwachsenen verfügt der kindliche Körper über eine weitaus größere Fähigkeit zur Regeneration, er ist in der Lage, das geschädigte Gewebe wiederaufzubauen. In der medizinischen Fachsprache werden die kindlichen Ernährungsstörungen des Knochens als *aseptische Knochennekrosen* oder *Osteochondrosen* bezeichnet. Am bekanntesten ist die *Perthes-Erkrankung des Hüftgelenkes* und die *Osteochondrosis dissecans* des Kniegelenkes. Bei der Perthes-Erkrankung stirbt der Hüftkopf ab (s. Abb. 4). Belastet das Kind das betroffene Bein, dann verformt sich der Hüftkopf, er wird eingedrückt und verliert seine harmonische Kugelgestalt. Der Körper bildet zwar neue Knochensubstanz, er vermag jedoch nicht mehr, die Fehlform zu korrigieren. Da das normale Bewegungsspiel des Hüftge-

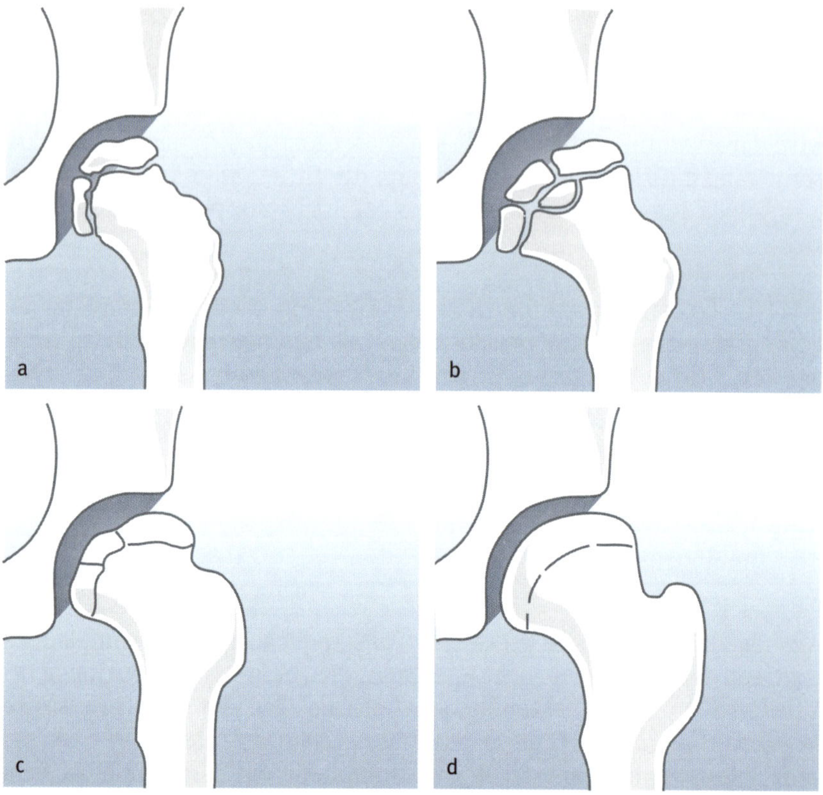

Abb. 4: Während der Perthesschen Erkrankung stirbt der Hüftkopf ab (a, b): Wird das Gelenk konsequent entlastet, dann kann sich der Kopf wieder in einer weitgehend normalen Form aufbauen (c, d).

lenkes von der Kugelform des Kopfes abhängt, bleibt diese eingeschränkt, langfristig wird die Entstehung der Arthrose begünstigt.

Osteochondrosis dissecans

Auch die Osteochondrosis dissecans des Kniegelenkes kann der vorzeitigen Arthrose vorausgehen. Am Knie stirbt nur ein kleiner Teil des Knorpels mit dem darunterliegenden Knochen ab. Oftmals kann das Knie den durchblutungsgestörten Teil nicht wiederaufbauen, es wird in das Gelenk als »freier Körper« abgestoßen (s. Abb. 5). Die unmittelbare Komplikation, die Einklemmung des Fremdkörpers, läßt sich mit einer Kniespiegelung beseitigen, das Fragment wird entfernt, zurück bleibt ein

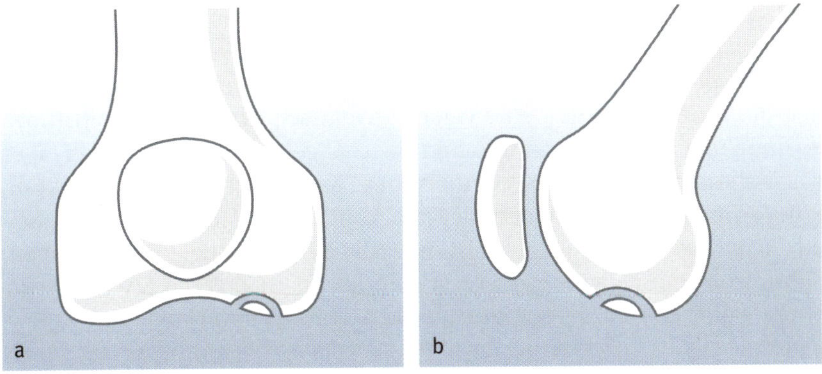

Abb. 5: Die Osteochondrosis dissecans befällt meistens die Oberschenkelrollen. Im Verlauf der Erkrankung kann ein freier Gelenkkörper entstehen.

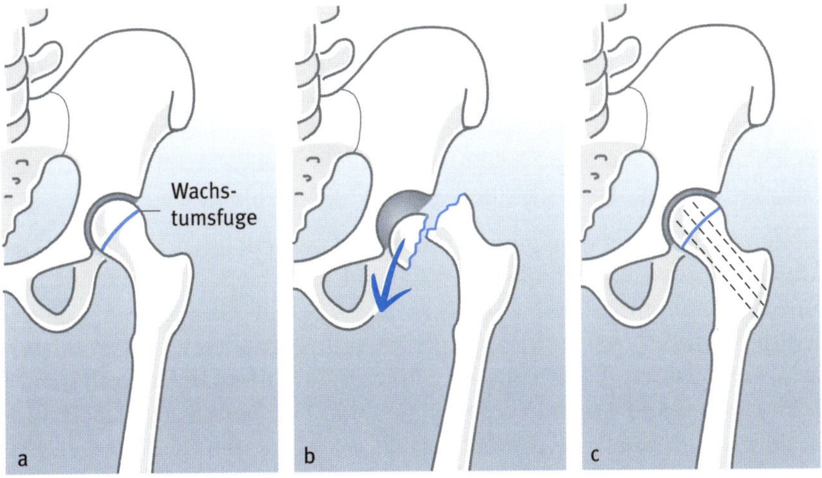

Abb. 6: a. Normales Hüftgelenk, der Hüftkopf sitzt paßgerecht auf dem Schenkelhals. b. Die jugendliche Hüftkopflösung – Abrutschen des Hüftkopfs. c. Bei geringer Verschiebung oder zur Sicherung der Gegenseite ist eine Drahtspickung möglich.

Schaden der Gelenkfläche, der zum Ausgangspunkt einer Kniearthrose werden kann.

Die jugendliche Hüftkopflösung

Zu erwähnen bleibt noch die jugendliche Hüftkopflösung, eine Erkrankung, bei der der Hüftkopf vom Schenkelhals gleitet (s. Abb. 6). Betroffen sind vor allem rasch wachsende Jugendliche kurz vor oder in der Pubertät. Ursache ist eine unzureichende Belastungsfähigkeit der Wachstumsfuge, die den Hüftkopf mit dem Schenkelhals verbindet. Man nimmt an, daß die Krankheit durch eine verstärkte Ausschüttung von Wachstumshormon bei verminderter Produktion des gelenkstabilisierenden aber wachstumshemmenden Sexualhormons begünstigt wird. Die Erkrankung wird operativ behandelt, der Hüftkopf mit Drähten oder Schrauben am Schenkelhals befestigt. Läßt sich die Fehlstellung nicht beheben, dann droht ein frühzeitiger Verschleiß. Damit ist uns das Stichwort für einen weiteren Faktor gegeben, der die Arthrose begünstigt.

Fehlstellungen der Gelenke

Die Form unserer Gelenke hat sich in einer viele Millionen Jahre währenden Evolution herausgebildet. Ihr Aufbau ist zweckmäßig, er orientiert sich an der Funktion. Im Tierreich und der menschlichen Entwicklung konnten nur diejenigen Individuen überleben und Nachkommen zeugen, die über funktionsfähige und belastbare Gelenke verfügten. Dadurch sind unsere Körper und die Gelenke optimal gestaltet, fast jede Abweichung von der Norm beeinträchtigt die Funktion und Belastungsfähigkeit, erhöht das Risiko des vorzeitigen Verschleißes.

Stellen Sie sich einen Menschen mit einem ausgeprägten X-Bein vor. Die Knie stoßen aneinander, die Innenknöchel weisen einen großen Abstand auf. An den Kniegelenken werden überwiegend die äußeren Gelenkspalten belastet, die sich im Lauf der Jahrzehnte vermehrt abnutzen (s. Abb. 7). Durch die ungünstige Stellung der Oberschenkelrollen zum Schienbein und die damit verbundene höhere Belastung wird die Arthrose vorprogrammiert. Fehlstellungen der Extremitäten und der Gelenke werden deshalb von den Orthopäden als »Präarthrosen«, Vorstufen der Arthrose bezeichnet. Die erwähnte Hüftdysplasie gehört ebenfalls zu den Präarthrosen. Nicht zu vergessen sind Fehlstellungen als Folge von Knochenbrüchen.

Unfälle mit Gelenkverletzungen und Knochenbrüchen

Verletzungen des Knorpels und der Bänder können ein Gelenk auf Dauer beeinträchtigen. Besonders gefährlich sind Brüche, bei denen die Gelenkfläche beschädigt wird. An der unteren Extremität sind wegen ihrer Häufigkeit der *Schienbeinkopfbruch* (s. Abb. 8) des älteren Menschen, *Brüche des Unterschenkels* mit Beteiligung des Sprunggelenkes und *Fersenbeinbrüche* zu

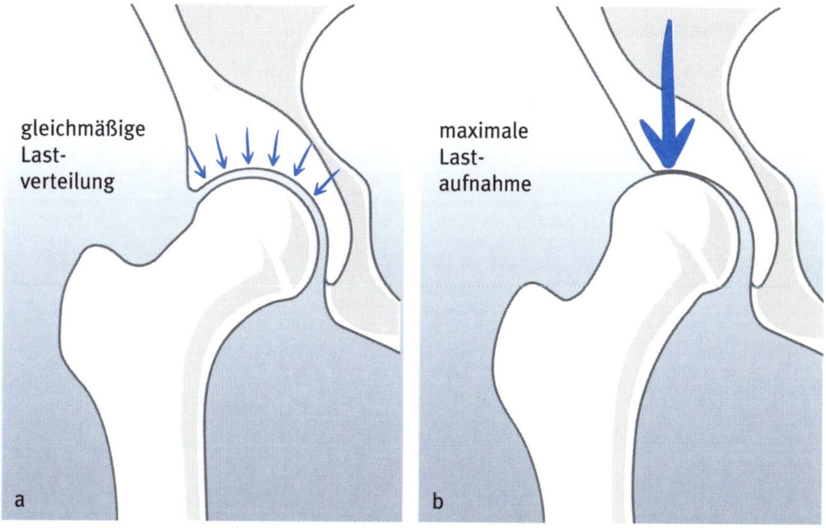

Abb. 7: a. Normales Gelenk – gleichmäßige Lastverteilung. b. Fehlstellung: Die Steilstellung des Hüftkopfes führt zu einer punktförmigen Belastung.

nennen. An den Armen hinterlassen nicht selten der handgelenknahe *Speichenbruch, Ellenbogen-* und *Oberarmbrüche* bleibende Fehlstellungen, die einem vorzeitigen Verschleiß vorausgehen. Die beste Prophylaxe ist eine anatomische Einrichtung des Bruches und die Fixierung der Fragmente bis zur vollständigen Ausheilung. Lassen sich manche der genannten Verletzungen mit Gips oder Schienen behandeln, so bedürfen andere einer operativen Therapie. Gebräuchlich ist die Verwendung von Schrauben, Platten, Drähten und Stiften, die im allgemeinen etwa ein Jahr später wieder entfernt werden können. Zerreißungen der Bänder, so z.B. am Knie, können die Führung der Gelenkflächen beeinträchtigen. Eine stärkere Instabilität geht mit einer Fehlbelastung einher, die ihrerseits den Abrieb der Gelenkflächen verstärkt.

Entzündungen und Störungen des Stoffwechsels

Die bakterielle Gelenkentzündung

Noch vor 100 Jahren waren bakterielle Gelenkentzündungen eine häufige Ursache der Arthrose. Dem frühzeitigen Einsatz von Antibiotika bei Infektionskrankheiten ist es zu verdanken, daß die bakterielle Gelenkentzündung als Folge der Verschleppung von Bakterien sehr selten ge-

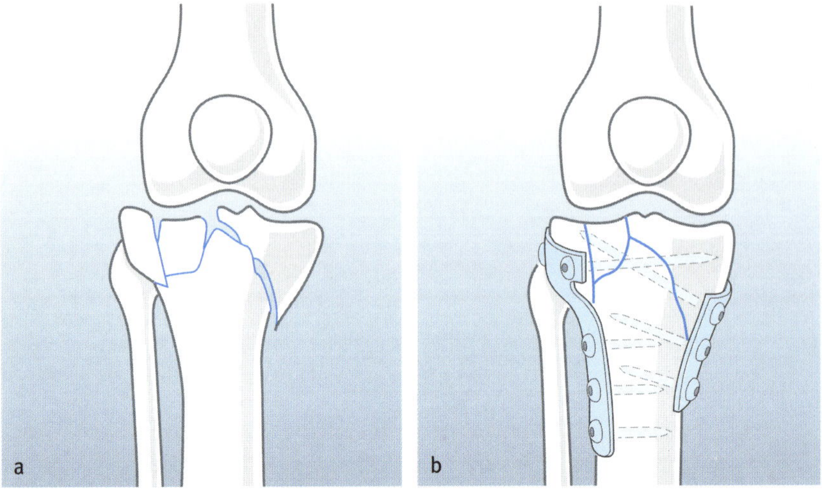

Abb. 8: a. Der Schienbeinkopfbruch hinterläßt nicht selten Unebenheiten der Gelenkflächen, die eine Arthrose begünstigen. b. Die exakte Einrichtung und operative Behandlung ist Voraussetzung für eine ungestörte Funktion.

worden ist. Gelegentlich kann eine Gelenkentzündung nach einer Punktion, Spiegelung oder einer konventionellen Operation entstehen. Die bakterielle Gelenkentzündung ist eine ernste Erkrankung, die den Knorpel auf Dauer schädigen kann.

Gelenkentzündungen bei entzündlich-rheumatischen Krankheiten.

Auch die rheumatische Gelenkentzündung schädigt das Gelenk (s. Abb. 9). Bei einer *rheumatoiden Arthritis* (auch *pcP, primär chronische Polyarthritis* genannt) überwächst die aggressiv wuchernde Gelenkinnenhaut im Laufe von Jahren den Knorpel, gleichzeitig bildet sie vermehrt Flüssigkeit. In den späteren Stadien kann die rheumatische Gelenkentzündung in eine Arthrose münden. Bei sehr schwerem Krankheitsverlauf werden die Gelenke zerstört. Leider hat man bis heute die Ursache dieser Erkrankung noch nicht aufklären können. Zum Schutz der Gelenke ist eine intensive medikamentöse Behandlung erforderlich, die leider nicht frei von Nebenwirkungen ist.

Gicht

Nicht ganz so gravierend ist die Gicht, die anfallsweise auftritt. Es handelt sich um ein Stoffwechselleiden, bei dem der Körper das mit der Nah-

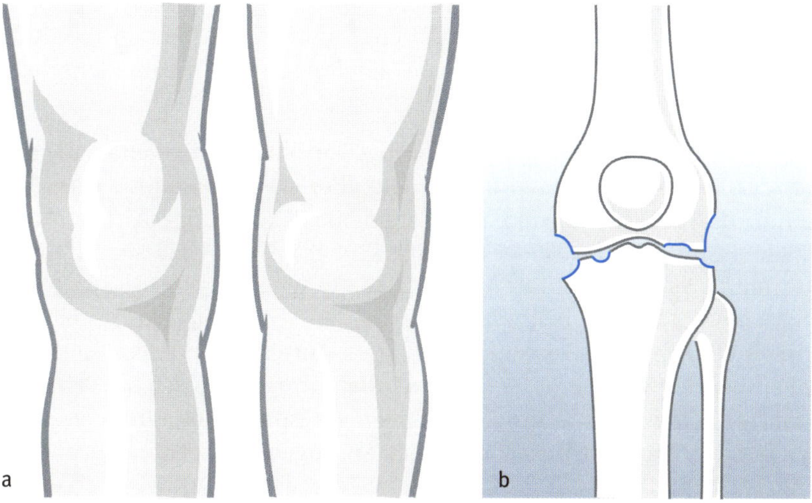

Abb. 9: a. Schwellung des Kniegelenks bei entzündlichem Gelenkrheuma. b. Das Röntgenbild zeigt die Zerstörung der Gelenkfläche, die durch das Entzündungsgewebe verursacht wird.

rung aufgenommene Eiweiß nicht schnell genug verarbeiten kann. Das Endprodukt des Eiweißabbaus, die Harnsäure, staut sich in den Körpersäften und kann in der Gelenkflüssigkeit in Form kleiner spitzer Kristalle ausfällen. Das Ergebnis ist eine heftige und schmerzhafte Entzündung, die einige Tage andauert. Betroffen sind vor allem das Großzehengrund- und die Fußgelenke, aber auch andere Gelenke können von der Gicht befallen werden. Die Gicht läßt sich gut beeinflussen, an erster Stelle steht eine eiweiß- und kalorienarme Diät, die akute Entzündung wird medikamentös bekämpft, längerfristig sollte ein harnsäuresenkendes Präparat eingenommen werden. Unbehandelt kann die Gicht in eine Arthrose münden.

Langfristige Über- oder Fehlbelastung

Während die Bewegung den Stoffwechsel der Gelenke anregt, kann eine dauerhafte Überbelastung den Gelenkverschleiß beschleunigen. Menschen mit starkem Übergewicht leiden häufiger an einer Kniearthrose als normalgewichtige. Ob es ausschließlich das Gewicht ist, mag dahingestellt sein. Übergewichtige bewegen sich im allgemeinen weniger, ihre Ernährung ist ungesünder, die Muskulatur gibt den Gelenken keinen ausreichenden Halt. Der Gelenkverschleiß ist bei Schwerarbeitern häufiger, als bei Menschen, die im Büro arbeiten. Langfristige Arbeit an Preßluftgeräten kann Hand-, Ellenbogen- und Schultergelenke in Mitleidenschaft ziehen.

Es ist auch einleuchtend, daß die Sprung-, Knie- und Hüftgelenke, die die Last des Rumpfes zu tragen haben, schneller einer Abnutzung unterliegen als die Ellenbogen- und Schultergelenke. Die häufige Arthrose des Daumensattelgelenkes findet sich fast immer an der Arbeitshand. Auch bestimmte Sportarten führen mehr oder weniger regelmäßig zu einer Abnutzung besonders belasteter Gelenke. Bei Tennisspielern ist der Verschleiß des Schultereckgelenkes, das beim Aufschlag und dem Spiel der Bälle über der Schulterhöhe stark belastet wird, oft zu sehen. Nicht zu vernachlässigen sind Mikroverletzungen im Sport. Fußballspieler sind besonders oft von Arthrosen der Knie-, Sprung- und Großzehengrundgelenke betroffen. Hierfür dürften vor allem wiederholte kleinere Verletzungen des Knorpels verantwortlich sein.

Allerdings wäre es ein Fehlschluß, zu meinen, absolute Schonung und Verzicht auf Belastung sei der Schlüssel zur Vermeidung der Arthrose. Ein Leben ohne Beanspruchung unserer Gelenke ist ebenso ungünstig, denn durch allzuviel Ruhe und Behäbigkeit nimmt unsere Muskelmasse ab, die Durchblutung der Organe, der Muskulatur, der Haut und des Gehirns wird schlechter, die Aufmerksamkeit geringer, kurz, die Lebensqualität sinkt. Der Volksmund hat es treffend formuliert: »Wer rastet, der rostet«.

Ein Beispiel mag diese Aussage verdeutlichen: Viele Menschen klagen über Knieschmerzen, obwohl sie eine körperlich leichte Arbeit ausüben. Sie sitzen an Computern, haben die Beine fast den ganzen Tag rechtwinklig angebeugt und bekommen schon nach kurzer Zeit Knieschmerzen. Bei der Untersuchung stellt man ein Reiben unter der Kniescheibe fest. Die lästigen Beschwerden sind Folge eines Reizzustandes der Kniescheibenrückfläche *(Chondropathia patellae)*. Durch langes Sitzen in statisch einseitiger Position wird das Gelenk nicht ausreichend geschmiert, die oberflächlichen Knorpelschichten fasern sich auf. Ja, man kann an der Kniescheibe bei einem operativen Eingriff sogar eine ausgeprägte Rauhigkeit des Knorpels sehen, die bei näherer Betrachtung aus kleinen Knorpelfetzen besteht. Dieses Beschwerdebild wird gerade durch übermäßige Ruhe und Fehlbelastung ausgelöst und kann als eine erste Vorstufe der Arthrose gelten.

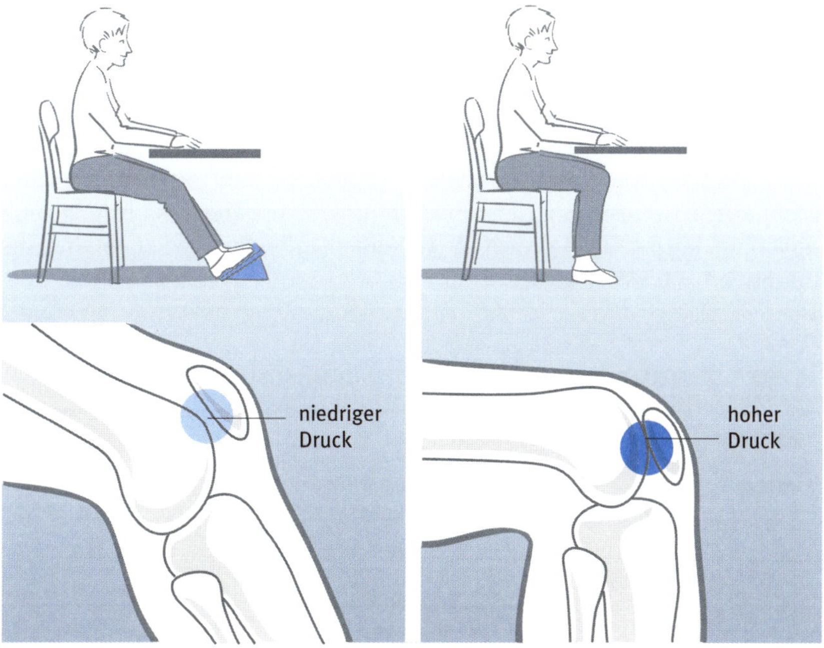

Abb. 10: a. Sitzen mit ausgestreckten Beinen entlastet die Kniescheiben (Fußbänkchen). b. Je stärker die Knie gebeugt werden, desto höher ist die Belastung der Knie.

Genetische Anlagen/Erbfaktoren

Die Arthrose ist keine Erbkrankheit im engen Sinne. Trotzdem ist ein anlagebedingter Faktor nicht zu übersehen. Wie oft kommen Patienten in meine Praxis, um sich wegen Arthrosen der Fingergelenke beraten zu lassen. Ich frage unter anderem, ob sie sich erinnern können, daß der Vater, die Mutter oder Großeltern über »Gicht« in den Fingern geklagt hätten, oder ob ihnen eine Verdickung der Finger aufgefallen sei. Fast immer wird diese Frage bejaht.

Andere Patienten befürchten, ebenso wie die Eltern an einer Arthrose zu erkranken, sie möchten dem Gelenkverschleiß vorbeugen. Neben dieser allgemeinen Disposition zur Arthrose gibt es Familien, bei denen eine Veränderung derjenigen Abschnitte des genetischen Codes vorliegt, die für Funktion und Stoffwechsel der Gelenke verantwortlich sind. Bei diesen Personen treten Arthrosen an fast allen Gelenken bereits zwischen dem 20. und 30. Lebensjahr auf. Eine ursächliche Behandlung ist nicht möglich.

Erfreulicherweise ist das Gegenteil häufiger: Unser Erbgut kann uns vor der Arthrose schützen: Weitaus mehr Menschen bleiben von der Arthrose verschont, sicher nicht zuletzt, weil die Natur sie in besonderer Weise begünstigt hat. Leider haben wir uns unsere Herkunft und unsere Gene nicht aussuchen können, und so bleibt uns nichts anderes übrig, als mit unserem Körper und unseren Gelenken pfleglich umzugehen, um unnötigen Schaden abzuwenden.

Tab. 1: Technische Untersuchungen bei der Diagnose von Gelenkkrankheiten

Verfahren	Nutzen
Röntgen	Feststellung einer Arthrose Diagnose knöcherner Verletzungen Beurteilung von Gelenkfehlstellungen Unterscheidung zwischen Abnutzung und Entzündung Ausschluß von Tumorerkrankungen
Laboruntersuchung	Unterscheidung zwischen Abnutzung und Entzündung Beurteilung von Stoffwechselleiden, z.B. Gicht Ausschluß von Tumorerkrankungen
Ultraschalluntersuchung	Beurteilung eines Gelenkergusses Nachweis von Weichteilveränderungen in Gelenknähe, z.B. Zysten, Verkalkungen Diagnostik von Weichteilverletzungen Unterscheidung zwischen Abnutzung und Entzündung
Computertomographie	Beurteilung von knöchernen und Weichteilveränderungen sowie -verletzungen
Kernspintomographie	Beurteilung von knöchernen und Weichteilveränderungen sowie -verletzungen Nachweis von Knorpelveränderungen Diagnostik von Meniskus- und Bandschäden Feststellung von Durchblutungsstörungen und Stoffwechselveränderungen

Wie wird eine Arthrose festgestellt, und welchen Nutzen haben technische Untersuchungen?

Befragung und körperliche Untersuchung

Bevor ich einen Patienten behandle, muß ich mich vergewissern, woher die Beschwerden kommen, ich muß eine Diagnose stellen. Nun, dies ist bei der Arthrose im allgemeinen relativ einfach. Der mechanische Verschleiß ruft Beschwerden hervor, die von den meisten Menschen ähnlich empfunden und beschrieben werden. Wenn ein Patient mir schildert, welche Schwierigkeiten er beim Aufstehen aus einem tiefen Sessel hat, wie er sich bei den ersten Schritten quälen müsse und die Schmerzen von der Leiste in den Oberschenkel zögen, sich aber nach einigen Minuten des Laufens besserten, dann denke ich zuerst an eine Arthrose der Hüfte. Nachdem der Patient sich entkleidet hat, bitte ich ihn, einige Schritte im Untersuchungszimmer zu laufen. Ich bemerke, wie das betroffene Bein geschont wird, die schmerzende Hüfte wird weniger bewegt als die gesunde Seite.

Anschließend untersuche ich die Wirbelsäule, die Hüft- und Kniegelenke. Das betroffene Hüftgelenk läßt sich schlechter beugen und strecken, es

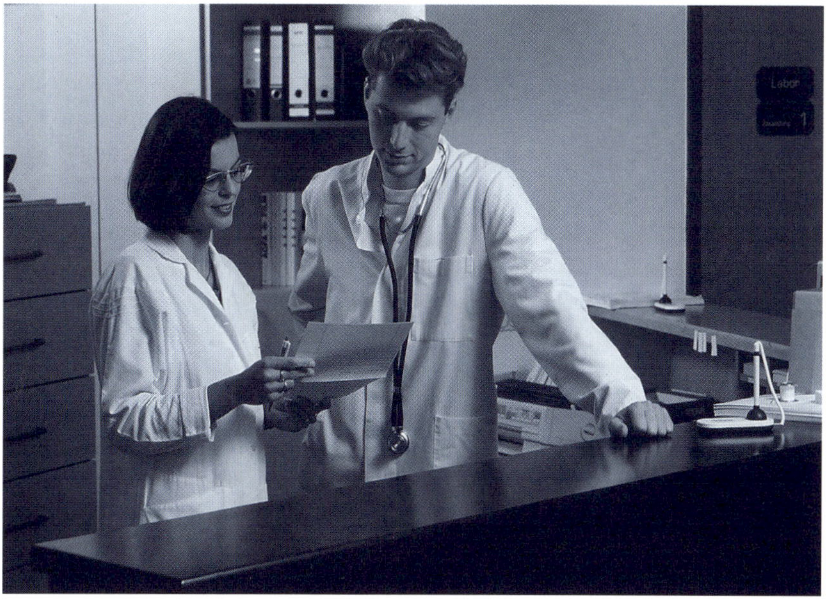

kann nur unter Schmerzen abgespreizt werden, die Drehung im Gelenk ist aufgehoben. Damit ist die Diagnose »Arthrose des Hüftgelenkes« fast sicher.

Aber nicht immer ist es so einfach, den Ausgangspunkt der Schmerzen zu finden. Außerdem habe ich noch nicht feststellen können, wie weit die Arthrose fortgeschritten ist, ob es noch gerechtfertigt ist, eine physikalische oder krankengymnastische Behandlung zu beginnen oder ob eine Operation nicht sinnvoller ist. Obwohl sich die meisten Arthrosen durch Befragung und Untersuchung feststellen lassen, sind weitergehende Untersuchungen unerläßlich.

Röntgen: Über 100 Jahre alt und dennoch nicht veraltet

Seit mehr als 100 Jahren gibt uns das Röntgenbild Einblicke in den menschlichen Körper, noch ist es für die Diagnostik der Arthrose unverzichtbar. Es liefert hervorragende Ergebnisse, ist preiswert, überall verfügbar und dank neuer Technik, verbesserter Qualitätskontrolle und Strahlenschutz bei verantwortungsbewußter Anwendung weitgehend ungefährlich.

Das Röntgenbild zeigt uns, in welchem Zustand sich ein Gelenk befindet. Da der Knorpel keinen Kalk enthält, ist er selbst auf dem Bild nicht zu sehen. Erkennbar werden aber die knöchernen Strukturen, der Gelenkkopf und die Gelenkpfanne, die durch den Gelenkspalt voneinander getrennt sind. Der im Röntgenbild erkennbare Abstand zwischen Kopf und Pfanne zeigt die Dicke der Knorpelschichten beider Teile an. Ist der Abstand normal weit, so kann ein Gelenkverschleiß als Ursache der Beschwerden ausgeschlossen werden.

Die Verschmälerung des Gelenkspaltes ist das typische, im Röntgenbild erkennbare Zeichen für eine Arthrose (Abb. 11). Die Belastung des darunter und darüber liegenden Knochens nimmt zu. Mit der Abnahme der Höhe geht fast immer auch eine Qualitätseinbuße der oberen, direkt an der Bewegung beteiligten Knorpelflächen einher.

Aber auch andere Erkrankungen, an die es zu denken gilt, lassen sich auf dem Bild erkennen. Genannt seien *Entzündungen,* die *Osteoporose* und *Knochentumoren.* Liegen mehrere Röntgenaufnahmen aus längeren Zeitabständen vor, dann kann der Verlauf der Arthrose beurteilt werden. Eine nur langsame Verschlechterung des Befundes über Jahre spricht für eine Fortsetzung der konservativen Behandlung, da der Körper noch in der La-

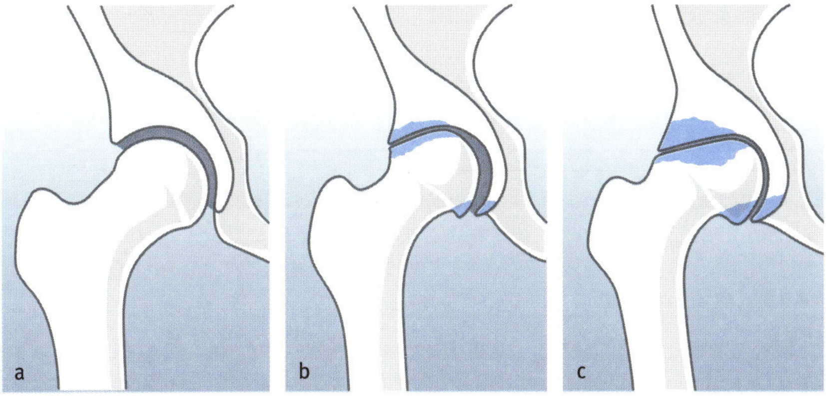

Abb. 11: a. Normales Gelenk – weiter Gelenkspalt. b. Arthrose – Verschmälerung des Gelenkspalts, Gelenkanbauten. c. Schwere Arthrose – Deformierung des gesamten Gelenks.

ge ist, mit der Veränderung zurechtzukommen. Bei einer sehr raschen Zunahme wird man dagegen eher an eine frühzeitige Operation denken. Die Diagnostik der Arthrose wird auch in Zukunft eine Domäne des Röntgenverfahrens bleiben, ohne auf andere Untersuchungsverfahren verzichten zu wollen.

Die Laboruntersuchung

Die Blutuntersuchung ist ein einfaches Mittel, um zwischen der Arthrose, entzündlichen und Stoffwechselveränderungen als Ursache von Gelenkbeschwerden zu unterscheiden. Zur Basisuntersuchung gehört ein kleines Blutbild mit dem die Zahl der weißen und roten Blutkörperchen, der Anteil des Blutfarbstoffes und die Größe der roten Blutkörperchen bestimmt werden. Die *Blutkörperchensenkungsgeschwindigkeit* (BSG/BKS) läßt ebenso wie das *C-reaktive Protein* und die *Elektrophorese* erkennen, ob und wie ausgeprägt eine Entzündung ist. Auf eine durchgemachte Infektion mit Streptokokken weist der Antistreptolysintiter hin, ein erhöhter Harnsäurespiegel ist typisch für eine Gicht. Bei der rheumatoiden Arthritis ist häufig ein Rheumafaktor nachweisbar. Für die Abgrenzung der Arthrose von entzündlichen Erkrankungen reichen diese wenigen Untersuchungen aus, die detaillierte Rheumadiagnostik erfordert allerdings weit umfangreichere Bestimmungen.

Ultraschalluntersuchung

Die Ultraschalluntersuchung ergänzt Röntgenaufnahmen und Laborbefunde in idealer Weise. Während das Röntgenbild vorwiegend die knöchernen Strukturen zeigt, gibt das Ultraschallbild Auskunft über die Weichteile. Neben Flüssigkeitsansammlungen im Gelenk lassen sich die das Gelenk umgebenden Strukturen beurteilen. Hierzu gehören Sehnen, Kapseln, die Blutgefäße, die Muskulatur und das Unterhautfettgewebe. Der Ultraschall gibt Hinweise, ob ein Erguß Folge der Abnutzung oder einer Entzündung ist.

Schleimbeutel- und Sehnenscheidenentzündungen sind ebensogut zu erkennen wie flüssigkeitsgefüllte Zysten (z.B. Kniekehlenzyste). Gerade Schultergelenkerkrankungen, bei denen Weichteilveränderungen eine wichtige Rolle spielen, sind eine Domäne des Ultraschalls. Leider ist das Auflösungsvermögen des Ultraschallbildes weitaus schlechter als das der Computer- oder Kernspintomographie. Dafür ist diese Methode billig und weit verbreitet, zudem ist sie unschädlich und für den Patienten nicht unangenehm.

Computer- und Kernspintomographie

»Herr Doktor, ich glaube, ich habe eine Arthrose, bitte überweisen Sie mich zur Kernspintomographie.«

Gelegentlich äußert eine Patient diesen Wunsch bereits am Anfang der Konsultation. Ich muß ihn enttäuschen, erkläre ihm, daß Gespräch und Untersuchung an erster Stelle stehen und die Röntgenaufnahme das wichtigste technische Untersuchungsverfahren bei der Arthrose ist. Die Computer- und Kernspintomographie ist speziellen Fragestellungen vorbehalten: Läßt sich zum Beispiel im Dach der Hüftgelenkpfanne eine Zyste erkennen, deren Größe sich im Röntgenbild nicht exakt einschätzen läßt, ist die Durchblutung des Gelenkes gestört, liegt die Ursache der Beschwerden nicht in der Arthrose, sondern in einer Schädigung des Meniskus am Kniegelenk oder bestehen Schmerzen, ohne daß die bisherigen Untersuchungen einen krankhaften Befund ergeben, dann wird man sich dieser sehr speziellen und teuren Verfahren bedienen. Die *Computertomographie* basiert auf der Schwächung von Röntgenstrahlen in den verschiedenen Körpergeweben. Die Strahlenabsorption wird gemessen und mit Hilfe eines Computers in Schnittbilder umgesetzt. Die Computertomographie läßt auch die Weichteilstrukturen erkennen.

Demgegenüber kommt die *Kernspintomographie* ohne Röntgenstrahlen aus. Sie beruht auf der Messung und computerisierten Auswertung elektromagnetischer Wellen, die nach Anlage eines starken Magnetfeldes aus dem Körper austreten. Die kernspintomographischen Abbildungen sind außerordentlich detailreich, aus ihnen geht der Zustand des Knorpels und des daruntergelegenen Knochens hervor, Bänder lassen sich ebenso erkennen wie die Gelenkinnenhaut und die umgebenden Weichteilstrukturen, einschließlich der Sehnen und Sehnenscheiden. Die Vielzahl der Einzelheiten hat auch ihre Schattenseiten, manchmal wird »der Wald vor lauter Bäumen« nicht mehr gesehen. Die Arthrose kann Veränderungen hervorrufen, die falsch interpretiert werden: gelenknahe Zysten, Strukturveränderungen des knorpelnah gelegenen Knochens oder Meniskusschäden, die nicht unabhängig von dem Gelenkverschleiß gesehen werden dürfen. Trotzdem ist die Kernspintomographie eine hervorragende Untersuchung, der insbesondere bei der Planung eines operativen Eingriffes ein hoher Stellenwert zukommt.

Szintigraphie

Die Skelettszintigraphie ist ein nuklearmedizinisches Untersuchungsverfahren, bei dem kurzlebige radioaktive Stoffe, die sich besonders im Knochen oder in den Weichteilen anlagern, in die Vene gespritzt werden. Das radioaktive Kontrastmittel verteilt sich im Körper und durchblutet entzündetes oder krankhaft verändertes Gewebe (z.B. Tumoren) stärker als normales. Die Szintigraphie wird eingesetzt, um die Arthrose von den entzündlich-rheumatischen Gelenkerkrankungen abzugrenzen. Darüber hinaus erleichtert sie die Diagnose von metastatischen Tochtergeschwulsten bei bösartigen Tumoren, die sich gelegentlich in Gelenknähe ansiedeln und auf den ersten Blick wie eine aktivierte Arthrose erscheinen können.

Gelenkspiegelung – Arthroskopie

Die Arthroskopie nimmt eine Mittelstellung zwischen diagnostischem Hilfsmittel und schonendem Operationsverfahren ein. Als die technischen Voraussetzungen noch schlechter waren, verschaffte sie dem Operateur nur einen Einblick in das Gelenk. Stellte er eine krankhafte Veränderung fest, so konnte er den anschließenden Eingriff gezielt planen. Mit der immer weiteren Verfeinerung und Vervollkommnung der optischen Systeme, der Beleuchtung und der arthroskopischen Instrumente hat sich die Kniegelenkspiegelung zu einer »minimal invasiven« Operationsmethode entwickelt, die den offenen Gelenkeingriff in vielen Fällen überflüssig macht. Mehr über die Möglichkeiten der Arthroskopie erfahren Sie auf S. 60. Gelegentlich lassen sich Gelenkschmerzen trotz Einsatz aller zuvor erwähnten Methoden nicht erklären. Leidet der Patient sehr, dann wird man sich auch heute noch zu einer diagnostischen Arthroskopie entschließen. Der Operateur erkennt bei der Spiegelung auch geringste und oberflächliche Knorpelschäden, die der Arthrose vorausgehen. Möglicherweise wird er sich entschließen, die krankhaften Knorpelveränderungen zu glätten, um den Heilungsprozeß zu beschleunigen.

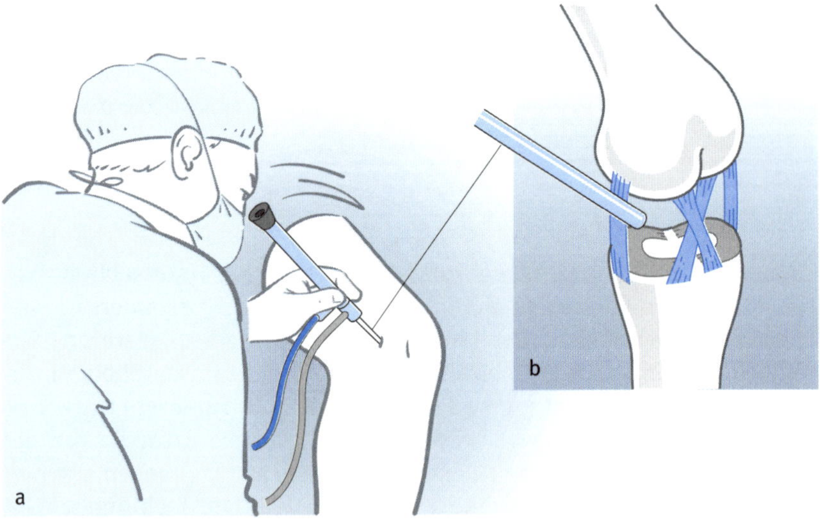

Abb. 12: a. Bei der Spiegelung betrachtet der Operateur das Gelenk durch eine Sonde. b. Einblick in das Kniegelenk.

Ist die Arthrose eine rheumatische Erkrankung?

Eine ältere Patientin kommt in meine Sprechstunde und sagt mir: »Ach, Herr Doktor, ich habe furchtbares *Rheuma*, es zieht mir das ganze Bein herunter, ich kann es kaum noch aushalten.«

Ich untersuche sie und kann keine rheumatische Entzündung finden. Die Finger- und die Fußgelenke sind nicht geschwollen, das Knie ist unauffällig. Ich stelle jedoch eine Bewegungseinschränkung der Hüfte fest. Diese kann nicht vollständig gebeugt und gestreckt werden, die Drehung in der Hüfte tut der älteren Dame weh.

Ich mache ein Röntgenbild und sehe eine Arthrose. Wir besprechen das Röntgenbild gemeinsam, und ich sage der Patientin, daß sie an einem Gelenkverschleiß leidet. Sie antwortet mir, auch ihre Mutter habe schon Rheuma gehabt; Rheuma läge in der Familie.

Ich versuche ihr zu erklären, daß es kein richtiges Rheuma ist, trotzdem beharrt sie darauf, der Schmerz ziehe und sei rheumatisch, sie müsse also ein Rheuma haben.

Solche Gespräche sind nicht selten, und ich merke am Schluß, daß ich an der Patientin vorbeigeredet habe. Natürlich hat die Patientin rheumatische Beschwerden, aus ihrer Sicht leidet sie an »einem Rheuma«. Das Mißverständnis entsteht aus einer unterschiedlichen Sichtweise von Patient und Arzt. Der Patient verspürt rheumatische Schmerzen. Bei der Hüftgelenksarthrose bleibt der Schmerz nicht auf die Leiste und Hüfte begrenzt, sondern er zieht ins Knie oder vielleicht sogar das ganze Bein herunter. Er ist wetterabhängig, er ist nicht scharf, sondern ziehend und er wechselt; er kommt und geht. Alle diese Schmerzeigenschaften kennzeichnen auch die Erkrankung, die die Ärzte als »Rheuma« bezeichnen. Hierbei handelt es sich im Gegensatz zur mechanischen Abnutzung der Gelenke, der Arthrose, um eine echte Entzündung. Man spricht von einer Arthritis. Bei der »echten« rheumatischen oder *rheumatoiden Arthritis* (auch *pcP, primär chronische Polyarthritis,* genannt) liegt eine Erkrankung vor, die alle Gelenke gleichmäßig befallen kann. Der Körper produziert Entzündungsstoffe, die der Gelenkinnenhaut anhaften. Diese schwillt an, produziert eine aggressive gelblich-trübe Gelenkflüssigkeit und überwächst im Laufe der Zeit den Gelenkknorpel. Das Gelenk verdickt sich und schmerzt. Neben der rheumatoiden Arthritis können auch andere entzündliche Erkrankungen ähnliche Symptome hervorrufen, erwähnt seien die *Bechterewsche Erkrankung,* bei der die Bewegungseinschränkung der Wirbelsäule im Vordergrund steht, die Arthritis bei Schuppenflechte *(Psoriasisarthritis)* und das *Reiter-Syndrom.* Die letztgenannte Erkrankung zeichnet sich durch eine begleitende Entzündung von Auge und Urogenitalsystem aus.

Nicht immer kann der Patient entscheiden, ob es sich bei seiner Erkrankung um eine Arthrose oder um eine entzündliche Erkrankung handelt. Die Symptome ähneln sich.

Für den Arzt dagegen liegen die Unterschiede auf der Hand. Während die Arthrose eine gutartige, begrenzte und nur langsam fortschreitende Erkrankung ist, liegt der rheumatoiden Arthritis oftmals ein akutes Krankheitsbild zugrunde, das mit Fieber, dem Befall vieler oder sogar aller Gelenke und einem sehr raschen Fortschreiten der Symptome einhergehen kann. Ein Patient mit Gelenkrheuma kann innerhalb weniger Jahre stark behindert und im Extremfall sogar auf den Rollstuhl angewiesen sein.

Die Hände verformen sich, die Finger weichen ellenwärts ab, viele Gelenke schwellen an. Im Laufe der Zeit verschlechtert sich die Beweglichkeit mehr und mehr.

Im Vergleich mit der rheumatoiden Arthritis ist die Arthrose »das kleinere Übel«. Ich bemühe mich, meinen Patienten den Unterschied zwischen beiden Erkrankungen zu erklären.

In der Öffentlichkeit wird der Gelenkverschleiß oft als »degenerativer Rheumatismus« bezeichnet. Solange man sich über die Voraussetzungen dieses Begriffs im klaren ist, spricht nichts dagegen, ihn zu verwenden. Man sollte aber daran denken, daß die Arthrose nur in ihren fortgeschrittenen Stadien als Krankheit anzusehen ist. Die leichte Form der Gelenkabnutzung gehört zu unserem Leben, wir können sie ebenso gut bewältigen wie andere Unpäßlichkeiten. Zum Glück wird dagegen nur ein sehr kleiner Prozentsatz der Bevölkerung, man rechnet mit 1–3 Prozent, von einer echten rheumatischen Gelenkerkrankung befallen. Die in der Öffentlichkeit häufig verbreiteten Zahlen vieler Millionen Rheumakranker in der Bundesrepublik sind deshalb irreführend: Es handelt sich hierbei größtenteils um Menschen, die unter einem Verschleiß ihrer Gelenke leiden.

Die Unterscheidung zwischen Arthrose und Arthritis, zwischen Gelenkabnutzung und Gelenkentzündung, soll nicht dazu dienen, Menschen mit einer echten rheumatischen Gelenkentzündung als »hoffnungslose Fälle« anzusehen. Auch bei dem echten Gelenkrheuma gibt es eine Vielzahl von medizinischen Hilfsmöglichkeiten. Hier werden jedoch im Gegensatz zur Arthrose viel häufiger stark wirksame Medikamente und operative Eingriffe zur Anwendung kommen müssen.

Gelenkschmerzen – ein Symptom, viele Ursachen

Ungewohnte Belastungen

Neben der Arthrose, der rheumatischen Arthritis und der Gicht können Gelenkschmerzen durch andere Ursachen ausgelöst werden. Lassen Sie mich ein Beispiel schildern:

Ein älterer, 70jähriger Mann, Herr B., der ein sehr ruhiges Leben führt, gerne liest und regelmäßig spazieren geht, freute sich schon lange auf den Urlaub in den Bergen. Seine Gelenke befinden sich in einem exzellenten Zustand, und so traute er sich zu, an mehreren aufeinanderfolgenden Tagen Bergwanderungen von bis zu sechs Stunden täglich zu absolvieren. Die beiden ersten Touren bewältigte er ohne Probleme, am dritten Tag traten stärkere Schmerzen in den Knien auf, am vierten Tag kamen so heftige Hüftgelenkschmerzen hinzu, daß er nicht mehr laufen konnte und den Urlaub vorzeitig abbrach. Als er zu mir in die Praxis kam, tat ihm jeder Schritt weh. Auf die Frage nach seinen Beschwerden antwortete er:

»Ich muß eine fürchterliche Arthrose in den Knien und Hüften haben, seit der letzten Wanderung kann ich gar nicht mehr laufen. Und dabei ging es an den ersten beiden Tagen so problemlos.« Nachdem ich den schmerzgeplagten und verzweifelten Patienten untersucht hatte, konnte ich ihn beruhigen, seine Beschwerden waren lediglich Folge der ungewohnten Belastung. Die Kniegelenke waren leicht geschwollen, sobald ich die Sehnenansätze am Knie- und Hüftgelenk berührte, verstärkten sich die Schmerzen. Dagegen war die Beweglichkeit der Gelenke nicht beeinträchtigt. Ich verordnete ihm Ruhe, empfahl ihm, die Kniegelenke zu kühlen und die Sehnenansätze mit einem entzündungshemmenden Gel einzureiben. Gegen die nächtlichen Schmerzen beim Umdrehen im Bett nahm er abends nach dem Essen eine Tablette Aspirin ein.

Als Herr B. sich drei Tage später zu einer Kontrolluntersuchung vorstellte, war er fast beschwerdefrei, wenig später fühlte er sich so gesund wie zuvor.

So wie Herrn B. kann es auch jüngeren Menschen gehen, die untrainiert einen Langstreckenlauf, eine lange Radtour oder eine Skiwanderung beginnen. Aus ärztlicher Sicht ist dieses sportliche Engagement ebenso wie die Wanderungen von Herrn B. zu begrüßen, allerdings sollte die Belastung langsam und schrittweise gesteigert werden. Obwohl das Sprichwort »Übung macht den Meister« für den Beruf gilt, trifft es auch für unseren Körper zu. Ein schrittweise gesteigertes Training, das auf die Konstitution und die individuelle Leistungsfähigkeit Rücksicht nimmt, verbessert den Stoffwechsel, kräftigt die Muskulatur, stärkt Knochen und Gelenke. Zwar wird aus einem alten Herren kein Adonis, regelmäßige Übungen nützen aber neben den Gelenken auch Herz und Kreislauf, schützen vor ungewohnten Überbelastungen und verbessern die Lebensqualität.

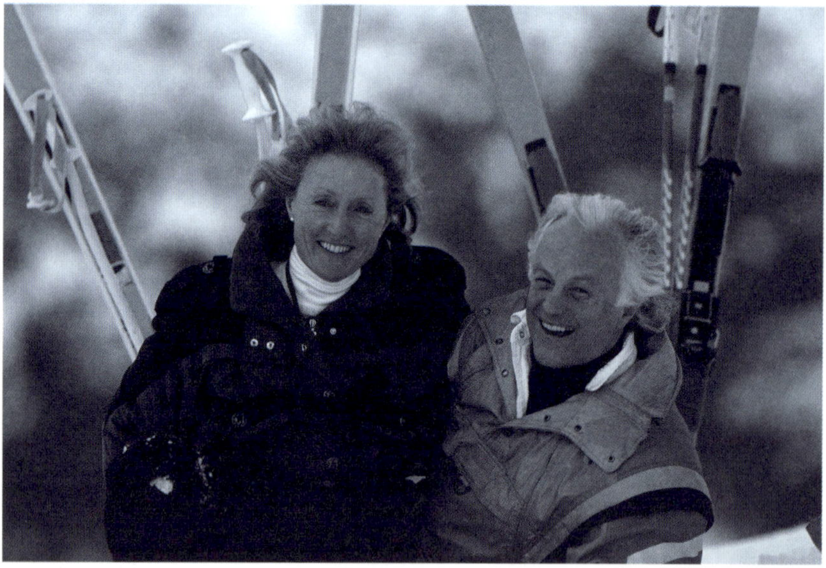

Nervenreizungen

Frau M., eine 55jährige Dame, wachte morgens mit heftigen Schmerzen auf, die von der rechten Schulter bis in den Unterarm ausstrahlten. Noch am Abend vorher hatte sie zwei Stunden Tennis gespielt, sich dabei zwar verausgabt, aber wohlgefühlt. Ihr war warm geworden, sie schwitzte mehr als sonst und war froh, sich direkt im Anschluß bei einem Glas Wasser im Gespräch mit einer Mitspielerin ausruhen zu können. Schon auf dem Nachhauseweg hatte sie das Gefühl, sich »einen Zug« geholt zu haben. Die Nackenmuskulatur war verspannt.

Frau M. kam schon früh in die Praxis, die linke Hand stützte den rechten Arm, sie klagte: »Ich habe ein fürchterliches Rheuma in der rechten Schulter, ich konnte kaum schlafen, es muß eine Entzündung oder eine Arthrose sein.« Die Untersuchung bestätigte die Vermutung von Frau M. nicht. Die Schulter und der Ellenbogen ließen sich in allen Richtungen bewegen, dagegen äußerte sie beim Betasten der verhärteten Nacken- und Schultermuskulatur heftige Schmerzen, die wiederum in den Arm ausstrahlten. Zudem stellte ich eine leichte Abschwächung des Gefühls im Ring- und Kleinfinger fest.

Ursache für die Armschmerzen war die Reizung eines Halswirbelsäulennervs, dessen Ausläufer über die Schulter in den Arm ziehen. Auslöser war das intensive Tennisspiel und die anschließende Unterkühlung der Muskulatur. Ich verordnete ihr ein muskelentspannendes und schmerzlinderndes Medikament und legte ihr einen Watteverband am Hals an. Der Verlauf war erfreulich, die Beschwerden klangen innerhalb von 14 Tagen ab.

Nervenreizungen an der Halswirbelsäule können nicht nur Schulter-, sondern auch Ellenbogen- und Unterarmschmerzen hervorrufen. Das gleiche gilt für die Lendenwirbelsäule. Nicht selten verstecken sich hinter Beschwerden in der Hüfte, dem Ober- und Unterschenkel, dem Knie- oder dem Sprunggelenk Reizungen der Lendenwirbelnerven. Die vom »Ischias« ausgehenden Schmerzen sind vielfältig und können eine Arthrose vortäuschen. Um Fehldiagnosen und – was viel schlimmer wäre – eine Fehlbehandlung zu vermeiden, muß bei Gelenkschmerzen im Zweifelsfall die Wirbelsäule mituntersucht werden.

Reizungen der Sehnenansätze und der Knochenhaut

Hüfte, Knie und Ellenbogen haben eine Gemeinsamkeit: Sie sind häufig von Reizungen oder Entzündungen der Knochenhaut oder der Sehnenansätze betroffen. Anfänglich liegt nur eine lokale Überbelastung vor, durch wiederholte Beanspruchung kann sich ein lästiges und schmerzhaftes Krankheitsbild entwickeln. Allerdings greift die Entzündung niemals auf das Gelenk über, die Funktion bleibt ungestört erhalten.

An der Hüfte konzentriert sich der Schmerz an der Außenseite, am großen Rollhügel, er kann im Verlauf einer großen Sehnenplatte, dem »Traktus«, bis zum Knie ausstrahlen. Bei Jugendlichen sind die Beschwerden gelegentlich mit einem Schnappen in der Hüfte verbunden. Dabei gleitet die Sehnenplatte über den großen Rollhügel. Die Orthopäden bezeichnen diese Veränderung im wörtlichen Sinn als *schnappende Hüfte.* Bestehen nach der körperlichen Untersuchung noch Zweifel an der Diagnose, dann räumt das Röntgenbild diese aus: Die Hüftgelenke sind nicht beeinträchtigt.

Da die Stabilität des Knies durch Bänder und Muskeln gewährleistet wird, verwundert es nicht, daß auch dieses Gelenk von Sehnenansatzreizungen betroffen werden kann. Je nach Lokalisation der Entzündung treten die Schmerzen an der Innen- oder Außenseite des Knies und der Kniescheibe auf. Die Beweglichkeit des Knies ist nicht eingeschränkt.

Am Ellenbogen ist das gleiche Krankheitsbild unter dem Namen *Tennisellenbogen* und *Golferarm* (medizinisch: *Epikondylitis*) besser bekannt. Die Muskulatur der Finger- und Handgelenkstrecker zieht bis an den äußeren Oberarmknorren. An dieser Stelle strahlen die Sehnen in den Knochen ein. Die Beugesehnenmuskulatur verläuft ihrerseits mit den Sehnen bis zum ellenwärtigen Oberarmknorren. Überlastungen rufen Schmerzen hervor, die auf Druck zunehmen. Sie strahlen in den Unterarm aus. Auch diese Erkrankung ist unangenehm, letztlich jedoch harmlos, sie begünstigt nicht die Entstehung einer Arthrose.

Schleimbeutelentzündungen

Plötzlich auftretende Schwellungen am Knie oder Ellenbogengelenk müssen nicht auf einen Verschleiß zurückzuführen sein. Beide Gelenke liegen direkt unter der Haut. Sie können die knöchernen Begrenzungen, sei es die Kniescheibe, den Schienbeinkopf oder den Ellenbogen ertasten. Normalerweise spüren Sie den zwischen Haut und Knochen liegenden Schleimbeutel nicht. Er ermöglicht es, die Haut über dem Knochen zu verschieben. Der dünne Schleimbeutel kann nach langem Knien, dem Aufstützen des Ellenbogens oder einer Prellung bis zur Größe eines Hühnereis anschwellen. Da das Gelenk intakt bleibt, erscheint der Befund auf den ersten Blick dramatischer, als er in Wirklichkeit ist.

Die Schleimbeutelentzündung ist einfach zu behandeln: Die auslösende Ursache (Knien, Aufstützen) ist zu vermeiden. Die im Schleimbeutel befindliche Flüssigkeit wird mit einer Nadel punktiert, anschließend wird ein Druckverband angelegt. Gelegentlich muß dieser Vorgang wiederholt werden. Nur selten ist eine operative Behandlung erforderlich. Das Gelenk nimmt durch die Schleimbeutelentzündung keinen Schaden.

Die Fibromyalgie, das »Weichteilrheuma«

Menschen, die an einem generalisierten Weichteilrheuma leiden, klagen über heftige, nicht enden wollende Schmerzen in allen Gelenken, der Wirbelsäule, den Muskeln und Sehnen. Arzt und Physiotherapeut stehen der Erkrankung fast machtlos gegenüber. Je größer das therapeutische Bemühen, um so stärker werden die Schmerzen: »Herr Doktor, alles was Sie mir verordnet haben, hat meine Schmerzen nur noch schlimmer gemacht« ist eine der typischen Äußerungen. Ursächlich liegen dem Weichteilrheuma unverarbeitete seelische Konflikte zugrunde, die sich in körperlichen Symptomen äußern. Der Kranke vermeidet damit das Stigma eines seelischen Leidens.

Die Fibromyalgie läßt sich bereits durch die Befragung und Untersuchung von der Arthrose und dem entzündlichen Gelenkrheuma abgrenzen. Die Gelenke lassen sich in alle Richtungen bewegen, die Labor- und Röntgenuntersuchungen ergeben normale Befunde. Während sich die Beschwerden nicht auf eine organische Ursache zurückführen lassen, liegt eine behandlungsbedürftige seelische Erkrankung vor, die viele Berührungspunkte mit einer Depression aufweist.

Gelenkschmerzen nach Verletzungen

Gelegentlich heilen Zerrungen, Prellungen, Verletzungen der Kapseln und Bänder oder Knochenbrüche nicht so rasch, wie man es erwarten sollte. Nach zwei bis drei Monaten sind die meisten der erwähnten Verletzungen ausgeheilt. Aber es gibt Ausnahmen: Ein aktiver Sportler bricht sich einen Mittelfußknochen. Der Fuß wird im Gips für sechs Wochen ruhig gestellt. Nachdem der Gips abgenommen wurde, verstärken sich die Schmerzen, der Fuß und das Sprunggelenk schwellen an und verfärben sich bläulich glänzend. Die Beweglichkeit des Fußes und der Sprunggelenke nimmt ab.

Offensichtlich ist eine Komplikation eingetreten. Die Ärzte sprechen von einer *Sudeckschen Erkrankung*, einer »Heilentgleisung«. Bis der Patient wieder beschwerdefrei laufen kann, vergehen viele Monate einer intensiven physikalischen Therapie. Im Laufe der Zeit zweifeln nicht wenige Kranke an ihren Ärzten: Die Medizin ist in der Lage, die schwierigsten Operationen auszuführen, sie kapituliert aber vor den Folgen eines Mittelfußknochenbruches! Sollte nicht doch etwas übersehen worden sein? Liegt nicht vielleicht eine Arthrose vor? Die Fragen sind berechtigt. Die Antwort muß enttäuschen, es sind tatsächlich die Folgen der Verletzung, die so unerwartet langsam abklingen. Um den Heilungsverlauf zu beobachten und die geeignete Behandlung auszuwählen, wird man im Abstand von Monaten Röntgenaufnahmen anfertigen, die eine Arthrose als Ursache der Gelenkschmerzen ausschließen. Die Heilentgleisung ist eine seltene Komplikation, sie kann an allen Extremitätenabschnitten auftreten.

Schmerzen und die Einschränkung der Beweglichkeit eines Gelenkes deuten im allgemeinen auf eine Arthrose hin. Sie haben soeben eine Auswahl von Krankheiten kennengelernt, die bei gleichen Symptomen unterschiedliche Ursachen haben. Natürlich gibt es noch viele andere Leiden, die sich in ähnlicher Weise äußern, ohne daß ein Verschleiß des Knorpels vorliegt. Auf einige häufige Erkrankungen, wie den Meniskusschaden und die schmerzhafte Schultersteife, gehe ich in den Kapiteln ein, die sich mit dem jeweiligen Gelenk befassen.

Arthrose ist nicht gleich Arthrose

Die ruhende Arthrose

Zu mir in die Praxis kommt eine 65jährige, schlanke Patientin, die sich für die Vorstellung in der Sprechstunde fast entschuldigt. Sie meint, eigentlich sei es ja gar nicht notwendig, aber sie wolle doch einmal kommen und meine Meinung hören.

Ich kenne Frau M. seit vielen Jahren, sie gehört zu den Patienten, die keine Behandlung, sondern Information möchten, die wissen wollen, wie es um sie steht und was sie sich zumuten können. Frau M. geht fast ungestört, nur wenn ich sie sehr genau beobachte, bemerke ich, wie sie das rechte Bein etwas nachzieht. Sie läßt es sich kaum anmerken. Bei der Untersuchung stellte ich fest, daß sie das rechte Hüftgelenk nicht strecken und es kaum abspreizen kann, die Drehfähigkeit ist aufgehoben. In der Hüftbeugung kommt sie gerade bis zum rechten Winkel. Für mich sind die Gehbehinderung, die Aufhebung der Abspreizbarkeit und der Drehmöglichkeit der Hüfte ein Zeichen für den hochgradigen Verschleiß. Das Röntgenbild bestätigt den Befund: Der Gelenkspalt zwischen Hüftpfanne und Hüftkopf ist minimal, der Kopf ist leicht oval verformt, die Knochenstruktur von Kopf und Pfanne ist gröber geworden. Der medizinischen Diagnose »schwere Arthrose der Hüfte« entspricht Frau M. überhaupt nicht. Sie möchte auch diesmal keine Behandlung, sondern fragt mich, ob sie sich zumuten kann, auch in diesem Jahr wieder zwei Wochen hochalpin Ski zu laufen. Sie berichtet mir, daß ihr ganzes Herz am Skilaufen hänge und daß sie bisher immer vier bis fünf Stunden ohne größere Schmerzen auf der Piste verbracht habe. Allerdings würde sie heute nicht mehr im Tiefschnee fahren und die allersteilsten Abfahrten meiden.

Eigentlich hat sie sich schon festgelegt, ihre Frage »Darf ich denn weiter Ski fahren?« hat sie bereits selbst beantwortet. Sie möchte nur meine Zustimmung. Sicher ist der Skisport für die Hüftgelenke viel ungünstiger als z.B. das Schwimmen. In einer Beratung müssen aber auch die Lebensumstände und die Wertschätzung, die der Patient »seinem« Sport beimißt, berücksichtigt werden. Da Frau M. seit ihrer Kindheit Ski fährt und die Technik beherrscht, ist das gesundheitliche Risiko geringer als bei einem Ungeübten, dem ich bei einem Hüftgelenkverschleiß dringend vom Skifahren abraten würde. Ich habe dem Wunsch von Frau M. keine medizinischen Argumente in den Weg gelegt. Wie sie mir später berichtete, habe sie manchmal nach dem Fahren leichtere Beschwerden gehabt, sie habe dann eine antirheumatische Tablette eingenommen, diese habe sie bis zum nächsten Tag von Schmerzen befreit. Ich bin sicher, daß Frau M. noch viele Jahre ihrem Sport nachgehen kann und glaube, daß sie den für sie richtigen Weg gefunden hat, um mit ihrer Arthrose zu leben. Sie läßt sich in ihrer Lebensqualität nicht einschränken und hat die Arthrose, zumindestens zeitweise, besiegt. Vielleicht sieht das ganze in fünf Jahren anders aus, zur Zeit jedoch »ruht« die Arthrose von Frau M.

Die aktivierte (entzündete) Arthrose

Ganz anders ergeht es Herrn G., einem 40jährigen, kräftigen, leicht übergewichtigen Mann, der als Wagenreiniger bei der Bahn eine mittelschwere Tätigkeit ausübt und hierbei häufiger hocken oder knien muß. Herr G. berichtet bereits bei der ersten Zusammenkunft, daß er ganz »wahnsinnige, unerträgliche Schmerzen« habe. Er könne praktisch nicht mehr laufen, das Knien sei ihm ganz unmöglich. Nachts wache er vor Schmerzen auf, zeitweise müsse seine Frau ihm beim Anziehen helfen.

Die Kollegen seien bereits ärgerlich, daß er nicht mehr alle Arbeiten machen könne und sie seine Tätigkeit teilweise übernehmen müßten. Im letzten Jahr habe der Hausarzt ihn zehn Wochen krank geschrieben. Er trage sich mit dem Gedanken, Rente einzureichen. Der Schmerz zermürbe ihn, er habe gar keine Hoffnung mehr, daß es besser werde.

Die Untersuchung von Herrn G. ergibt beim Bewegen der Kniegelenke ein deutliches Reiben hinter der Kniescheibe. Drückt man die Kniescheibe an die Oberschenkelrollen, so äußert Herr G. einen heftigen Schmerz. Eine Verletzung oder eine Erkrankung des Meniskus liegt nicht vor. Die Konturen des rechten Kniegelenkes sind etwas plumper als links gezeichnet, man findet die Zeichen eines leichten Kniegelenkergusses. Das Gelenk ist etwas überwärmt. Linksseitig sind die Beschwerden geringer, hier ist die Körpertemperatur normal, ein Erguß läßt sich nicht nachweisen.

Die Röntgenbilder zeigen eine leichte Verschmälerung des Gelenkspalts zwischen Oberschenkelrolle und Schienbeinkopf. Die Kniescheibenrückfläche weist kleine Ausziehungen auf, die Oberschenkelrolle, die der Kniescheibenrückfläche gegenüberliegt, ist etwas wellig gezeichnet. Dies alles sind Zeichen einer leichten Arthrose.

Herr G. leidet an einer »aktivierten Arthrose«. Die den Gelenkverschleiß begleitende Entzündung bereitet ihm heftige Schmerzen. Das Krankheitsbild von Herrn G. wird durch den Entzündungsprozeß bestimmt. Ursache des Schmerzes ist nicht so sehr die Verschmälerung des Gelenkknorpels, als vielmehr die bei der Abnutzung anfallenden Stoffwechselprodukte, die diese Entzündung hervorgerufen haben. Das erste Stadium der Arthrose, in dem Herr G. sich befindet, erfordert eine besondere Gewöhnung. Herr G. konnte sich bisher auf seine Gelenke verlassen, nun muß er bemerken, wie ihm das rechte Kniegelenk den Dienst versagt. Er hat sein Verhalten noch nicht der herabgesetzten Belastbarkeit angepaßt. Die von ihm geäußerten starken Schmerzen werden in gleichem Maße von der Entzündung und der daraus entstehenden Verunsicherung und Angst vor dem, was noch kommen kann, geprägt.

Arthrose ist nicht gleich Arthrose

Zeichen der »ruhenden» Arthrose:

- Gelenkspaltverschmälerung
- keine oder geringe Bewegungsschmerzen
- leichte Einschränkung der Belastbarkeit
- Vergröberung des Gelenkes ohne Erguß

Zeichen der »aktivierten« Arthrose:

- Gelenkspaltverschmälerung
- starke Bewegungsschmerzen
- erhebliche Einschränkung der Belastbarkeit
- Schwellung des Gelenkes mit Erguß
- häufig Überwärmung des Gelenkes

Ziel der Behandlung: »Arthrose zur Ruhe bringen«

Frau M. und Herr G. zeigen uns, daß Arthrose nicht gleich Arthrose ist, daß Röntgenbilder nur wenig über die Beschwerden aussagen und daß zwei Menschen mit exakt der gleichen Form der Arthrose unterschiedlich starke Schmerzen haben können. *Eine Arthrose kann über viele Jahre und Jahrzehnte in ruhender Form bestehen und dann durch einen Auslöser in eine aktivierte, entzündete Form übergehen.* Als Auslöser kommen unterschiedliche

Anlässe wie eine Überlastung (z.B. eine lange Bergwanderung), klimatische Einflüsse, bakterielle oder Virusinfektionen (z.B. im Rahmen eines grippalen Infektes), kleinere Unfälle, die Einnahme von Medikamenten, lange Autofahrten usw. in Frage. Innerhalb weniger Stunden kann das betroffene Gelenk stark anschwellen. Durch den äußeren Reiz wird die Gelenkinnenhaut angeregt, übermäßig viel Gelenkflüssigkeit zu bilden und in den Gelenkinnenraum abzugeben. Die Gleiteigenschaft der im Übermaß gebildeten Gelenkflüssigkeit ist schlecht, ihre Zusammensetzung entspricht eher der des Blutplasmas. Die Gelenkflächen werden nicht ausreichend geschmiert, der Gelenkerguß drückt auf die Gelenkkapsel und reizt die dort befindlichen Nerven. Das Gelenk schmerzt, die Beweglichkeit nimmt ab.

Gelenkerguß und die Schmerzen zwingen den Patienten, das betroffene Gelenk zu schonen, er wird es hochlegen und entlasten. Oftmals reicht allein diese Schonung aus, um die Arthrose wieder »zur Ruhe zu bringen«. Nach ein oder zwei Wochen ist die Flüssigkeit von der Gelenkinnenhaut komplett aufgesaugt, die Schmerzen lassen nach und die Beweglichkeit des Gelenkes nimmt wieder zu. Manchmal verbleibt als Folge dieses Arthroseschubes eine Minderung der Belastbarkeit zurück. Die Arthrose kann aber auch über viele Monate in einem entzündeten Zustand verbleiben und damit die Lebensqualität des Betroffenen erheblich einschränken. In diesem Fall kommt man mit dem Hochlegen und einfachen Hausmitteln, dem Kühlen des Gelenkes mit Eiswasser oder Alkohollösung und der Einnahme von antirheumatischen Medikamenten nicht aus. Weitere orthopädische Maßnahmen sind erforderlich. Eine Übersicht über sinnvolle und notwendige Therapieformen finden Sie auf den folgenden Seiten.

Ziel der Behandlung Ziel wird immer sein, die schmerzhafte, aktivierte Arthrose in eine ruhende, symptomarme Form zu überführen, um die Einbuße der Funktion und der Lebensqualität so gering wie möglich zu halten. Dem Arzt kommt hierbei nur eine kleine, jedoch nicht unwichtige Rolle zu: Er muß dem Patienten die Ursachen der Beschwerden aufzeigen, darüber hinaus kann er mit Medikamenten, physikalischer Therapie oder operativen Mitteln zur Linderung beitragen. Entscheidend ist und bleibt aber das Verhalten des Patienten, der sich auf die neue Situation einstellen muß. Er darf nicht erwarten, sofort beschwerdefrei zu werden, sondern sollte den Versuch machen, mit der Arthrose zu leben. Wenn ihm das gelingt, dann stellt sich die Beschwerdebesserung meistens von selbst ein.

Wie läßt sich eine Arthrose behandeln?

»Herr Doktor, ich komme zu Ihnen, weil ich solche Schmerzen in der Hand und in den Fingern habe. Ich bin vorher bei Ihrem Kollegen gewesen und der hat mir gesagt: Sie haben eine Arthrose, da kann man nichts machen. Damit möchte ich mich nicht zufrieden geben, ich kann mit diesem Zustand nicht leben, ich möchte, daß die Beschwerden verschwinden. Was kann ich tun, um den Schmerz zu lindern. Können Sie mir helfen?«

Wie oft habe ich Patienten, die mir diese Vorgeschichte erzählen, wenn sie von ihrer Arthrose berichten. Und ich bin sicher, daß auch ich manchmal von altersgemäßem Verschleiß spreche, der hinzunehmen sei. Einerseits ist diese Aussage richtig, es gibt tatsächlich kein Mittel gegen die Arthrose, so oft die Hersteller von pharmazeutischen Produkten auch den Anschein davon erwecken wollen. Andererseits ist die Behauptung, daß man nichts machen könne, falsch, denn die Arthrose kann behandelt werden. Medizinische und nichtmedizinische Maßnahmen müssen sich ergänzen, und mit der Zeit wird der Patient gemeinsam mit dem Arzt die Behandlungsmaßnahmen herausfinden, die ihm und seinem arthrotischen Gelenk am besten helfen.

Die Behandlung der aktivierten, entzündeten Arthrose

Ruhe und Entlastung

Die Therapie hat die Aufgabe, die Arthrose »zur Ruhe zu bringen«. Zumeist wird die aktivierte Form durch eine Überbelastung entstanden sein: Darum sollte das von der aktivierten Arthrose betroffene Gelenk für kurze Zeit entlastet werden. Die Ruhe lindert den Schmerz, die Entzündung geht zurück. Hand und Ellenbogen können einfach mit einem Dreieckstuch, das Sie in jedem Autoverbandskasten finden, ruhiggestellt werden. Ihr Arzt kann Ihnen auch eine kleine, abnehmbare Gipsschiene an-

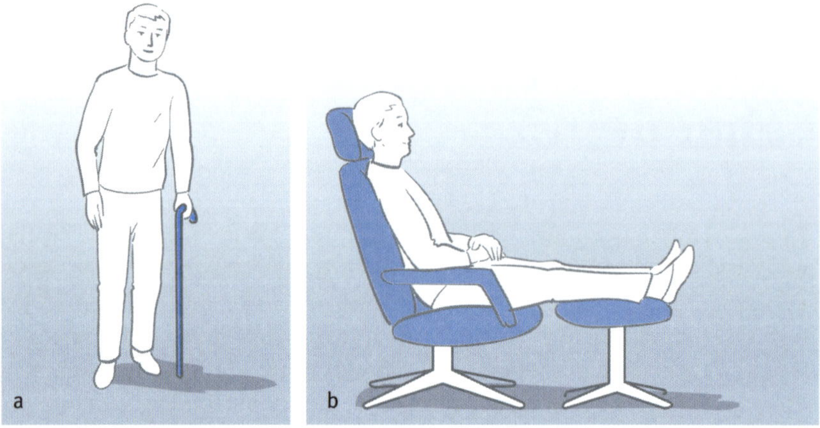

Abb. 13: Die Entlastung der Gelenke lindert den Schmerz bei der aktivierten Arthrose: a. Fritzstock, b. Hocker zum Hochlegen der Beine.

fertigen, die Sie sich selbst bei stärkeren Schmerzen an den Arm anwickeln können. Noch einfacher ist es, das Gelenk mit einer elastischen Binde, die in jeder Hausapotheke vorhanden sein sollte, zu stützen. Schon mit diesem einfachen Hilfsmittel lassen sich Extrembewegungen, die das Gelenk reizen, ausschalten.

Sind die unteren Extremitäten betroffen, so sollten Sie nur die unbedingt nötigen Wege zurücklegen. Mit jedem Schritt belasten Sie Hüfte, Knie und Füße mit Ihrem ganzen Körpergewicht! Legen Sie Ihre Beine hoch. Sie erreichen diese schmerzarme Position, indem Sie ein Kissen unter die Knie legen oder die Unterschenkel auf einem Hocker lagern (Abb. 13). Provozieren Sie den Schmerz nicht durch abrupte Bewegungen. In extremer Beugung und Streckung nehmen Ihre Beschwerden zu. Müssen Sie längere Wege zu Fuß zurücklegen, so scheuen Sie sich nicht, einen »Fritzstock« oder eine Unterarmgehstütze zu benutzen. Das ist keine Schande, auch berühmte Zeitgenossen haben sich dieser Hilfe bedient.

Wichtig:
Die Ruhigstellung darf nie über einen längeren Zeitraum erfolgen, da jedes Gelenk zu einer Einsteifung neigt.

Sobald der Schmerz abklingt, sollten Sie Ihr Gelenk wieder vorsichtig bewegen.

Am größten ist die Gefahr der Einsteifung bei der Schulter. Wenn eine aktivierte Arthrose des Schultergelenkes oder eine Entzündung des umgebenden Weichgewebes hochgradige Schmerzen und eine sogenannte Schultersteife hervorruft, so reichen wenige Tage, an denen das Schultergelenk nicht bewegt und der Arm am Oberkörper getragen wird, um eine dauerhafte und hochgradige Bewegungseinschränkung entstehen zu lassen, die über viele Monate behandelt werden muß (s. S. 88). Auch bei chronisch-rheumatischen Entzündungen (z.B. rheumatoide Arthritis, Bechterewsche Erkrankung) muß diese Mittelstellung vermieden werden, damit eine bleibende Versteifung vermieden werden kann.

Kälte

In der akuten und schmerzhaften Phase der Arthrose haben sich kalte Umschläge bewährt. Nehmen Sie eine Schale mit kaltem Leitungswasser, dem Sie einige Eisstückchen zugesetzt haben, und tauchen Sie ein kleines Handtuch kurze Zeit ein. Pressen Sie es aus und legen Sie es auf das betroffene Gelenk. Wechseln Sie es in regelmäßigen Abständen. Alternativ können Sie auch ein feuchtes Küchenhandtuch direkt in das Kühlfach legen oder Eisstücke in einen Plastikbeutel geben und diese auf das Gelenk aufbringen. Die Dauer der Behandlung sollte 20 Minuten nicht überschreiten.

An der Hand und am Unterarm können Sie auch Eistauchbäder durchführen. Sie nehmen einen Eimer und füllen ihn mit kaltem Wasser, dem Sie wiederum Eisstücke zusetzen. Nun tauchen Sie Hand und Unterarm für 15 Sekunden ein und bewegen die Hand dabei. Danach trocknen Sie sie sich ab und lassen die Hand für zwei bis drei Minuten ruhen. Sie wiederholen das Tauchbad fünf- bis zehnmal und werden bemerken, daß der Schmerz nachläßt. Die Umschläge und Tauchbäder können Sie mehrmals täglich (drei- bis fünfmal) machen.

Rasch entzündungshemmend wirken Alkoholumschläge. Verwenden Sie 70%igen Isopropylalkohol, den Sie in der Apotheke kaufen können und verdünnen ihn mit zwei Teilen Wasser. Nun nehmen Sie ein Stofftaschentuch oder ein kleines Küchenhandtuch, legen es auf das entsprechende Gelenk und beträufeln es mit der wäßrigen Alkohollösung. Der Alkohol verdampft und setzt dabei Kälte frei. Oft können Sie schon mit diesen einfachen Mitteln einen sehr guten Rückgang der Schwellung und der Schmerzen erreichen.

Eine Mittelstellung zwischen physikalischer Kältetherapie und medikamentöser Behandlung nehmen Abreibungen mit Essenzen, z.B. Latschenkieferextrakten oder Franzbranntwein, ein. Das gleiche gilt auch für kühlende Heparinsalben oder -gels, die Sie rezeptfrei in der Apotheke kaufen können. Fragen Sie den Apotheker ruhig nach den billigsten Päparaten. Es gibt erhebliche Preisunterschiede bei gleicher Qualität.

Wichtig:
Achten Sie bei allen Kälteanwendungen darauf, daß die Haut nicht unterkühlt wird. Nicht selten tritt eine Kälteallergie auf, die zu einer sofortigen oder späteren Hautrötung und zu Schmerzen führt. In diesem Fall müssen Sie die Eisbehandlung sofort absetzen.

Darüber hinaus darf Kälte bei einer bekannten Überempfindlichkeit, z.B. dem Weißwerden oder Absterben der Finger (Raynaud-Syndrom), Durchblutungsstörungen, grippalen Infektion, Erkältungen, Schnupfen, Fieber und bakteriellen Infektionen nicht angewandt werden. Das gleiche gilt, wenn Sie sich während der Behandlung unwohl fühlen.

Packungen

Sind die Schmerzen schon etwas abgeklungen, so können Sie mit Packungen eine weitere Linderung erzielen. Vielleicht haben Sie von Bekannten oder Ihren Eltern schon einmal etwas von einer Quarkpackung gehört. Nehmen Sie einfachen Magerquark, den Sie im Kühlschrank kalt gestellt haben und verteilen Sie ihn auf ein oder mehrere Papiertaschentücher. Jetzt wickeln Sie diesen Umschlag mit einer elastischen Binde an das Gelenk. Belassen Sie ihn mindestens eine halbe Stunde. Sie werden merken, daß Sie dadurch eine gewisse Erleichterung bekommen. Statt des Quarks können Sie auch Heilerde verwenden. Es handelt sich um feinen Löß bzw. getrockneten Lehm, der mit kaltem Wasser angerührt wird. Sie entfernen den Quark- oder Heilerdeumschlag, wenn die Packung die Körperwärme aufgenommen hat. Eine längere Behandlung würde den entzündungshemmenden Effekt aufheben. Heilerde bekommen Sie preiswert in der Apotheke zu kaufen. Bewährt haben sich auch kalte Pastenumschläge, die entzündungshemmende und reizmindernde Bestandteile enthalten (z.B. Enelbin-Paste, Kytta-Plasma).

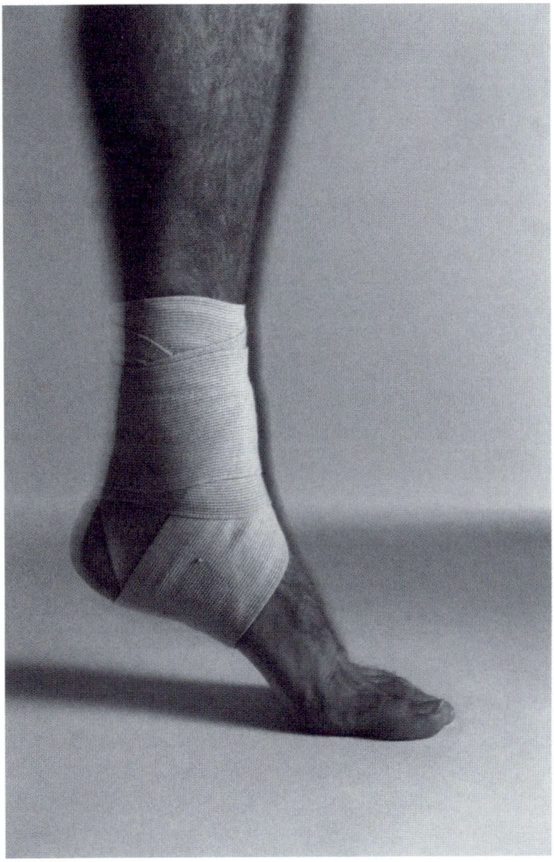

Punktion

Wie schon erwähnt, ist die Entzündung ein wesentliches Kennzeichen der aktivierten Arthrose. Durch die damit verbundene Mehrdurchblutung der Gelenkinnenhaut kann Gewebeflüssigkeit in den Gelenkinnenraum übertreten. Es entsteht ein »Gelenkerguß«. Auch in der Folge von Verletzungen und rheumatischen Erkrankungen kann sich Flüssigkeit in einem Gelenk sammeln. Der Gelenkerguß ist somit nur ein Zeichen (Symptom) der Arthrose. Es kommt z.B. häufig vor, daß ein Sportler mit einem Gelenkverschleiß des Knies Tennis spielt. Er verdreht sich das Knie dabei und bemerkt im Laufe der darauffolgenden Nacht ein Anschwellen des Kniegelenkes. Er sucht seinen Orthopäden auf. Dieser kann allein durch die äußere Untersuchung und das Röntgenbild nicht feststellen, ob die vorbestehende Arthrose nur in einen entzündeten Zustand übergegangen ist, oder ob sich unser Patient eine innere Verletzung zugezogen hat. Das Gelenk schmerzt stark, durch den Erguß ist die Kapsel ausgeweitet, der Knorpel und die Kniebänder leiden unter der Anschwellung. Besteht der Erguß über einen längeren Zeitraum, so neigt das Gelenk dazu, immer wieder neu anzuschwellen. Eine Gelenkkapsel, die ausgeweitet ist, kann der flüssigkeitsproduzierenden Gelenkinnenhaut keinen Widerstand entgegensetzen, der Gelenkerguß fließt nach. Der Arzt wird dem Patienten vorschlagen, die Flüssigkeit mit einer Spritze abzuziehen, d.h. zu »punktieren« (Abb. 14). Er erreicht damit zwei Ziele: Einerseits entlastet er die Gelenkkapsel von dem inneren Druck, der Schmerz läßt sofort nach. Gleichzeitig werden eiweißspaltende und knorpelschädigende chemische Substanzen und Enzyme durch die Punktion aus dem Gelenk entfernt. Der Knorpel wird geschont. Andererseits kann der Arzt mit Hilfe der Punktion die Diagnose sichern. Er wird dem Patienten sagen, ob es sich um die Folgen einer Verletzung oder um eine Überbelastung handelt.

Aus der Farbe und der Beschaffenheit der Gelenkflüssigkeit zieht der Arzt Rückschlüsse auf die Ursache des Gelenkergusses. Mit Hilfe von mikroskopischen und biochemischen Untersuchungen *(Synoviaanalyse)* lassen sich auch rheumatische Entzündungen erkennen und unterscheiden. Findet er bei der Punktion Blut im Gelenk, so kann er auf eine schwerwiegende Verletzung schließen. Es ist ohne weiteres einleuchtend, daß die Behandlung einer rheumatischen Entzündung, einer mechanischen Arthrose oder einer Kapsel-Band-Verletzung ganz unterschiedlich ist.

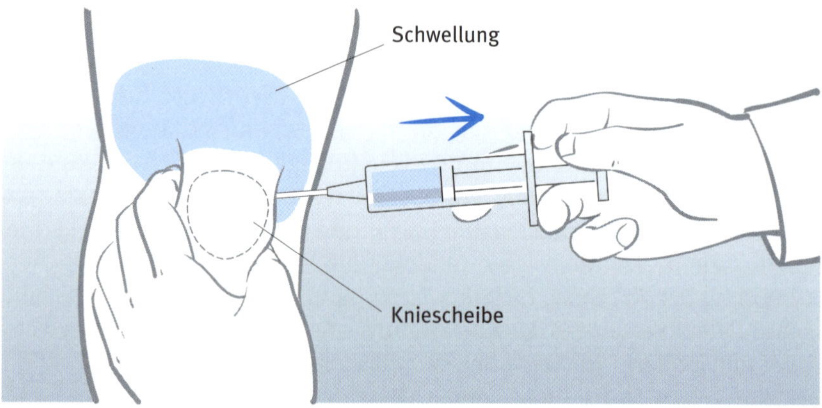

Abb. 14: Der Erguß wird mit einer Spritze aus dem Gelenk abgezogen (Punktion).

Unnötige Fehlbehandlungen, die zu einer Chronifizierung des Leidens führen, können durch eine Punktion vermieden werden.

Sollte Ihnen der Arzt die Punktion als therapeutische Maßnahme anbieten, so sollten Sie zustimmen. Die meisten Ärzte geben eine kleine lokale Betäubung vor der Punktion. Diese bereitet dann kaum noch Schmerzen. Bei sorgfältiger Desinfektion und der selbstverständlichen Anwendung von Einmalnadeln ist das Risiko sehr gering, daß Keime in das Gelenk verschleppt werden.

Verbände, Gipse und Schienen

Eine gute Wirkung kann mit einer äußeren Stabilisierung des betroffenen Gelenkes erreicht werden. Auch hier steht das oben beschriebene Prinzip der Entlastung im Vordergrund. Am einfachsten ist das Anlegen einer elastischen Binde. Zusätzlich können Sie unter den Verband noch eine Heparinsalbenkompresse legen, die entzündungshemmend und abschwellend wirkt. Eine bessere Stabilisierung erreicht man mit einem Zinkleim- oder einem Tapeverband, den Sie sich ohne Übung jedoch nicht selbst anlegen können. Der Tapeverband ist besonders effektiv (Abb. 15). Bei ihm wird eine dünne, elastische Klebebinde um das betroffene Gelenk gewickelt und der Verband durch unelastische Heftpflasterzügel (Tape) verstärkt. Fehlbewegungen werden ausgeschaltet. Das Gelenk resorbiert die überschüssige Flüssigkeit. Tape- oder Zinkleimverbände können je nach Hautverträglichkeit bis zu 14 Tage getragen werden. Reicht die Ruhigstellung in einem stabilisierenden Verband nicht aus, so können Gipsschienen angefertigt werden, die sich rasch und preiswert nach den individuellen Gegebenheiten in der Praxis herstellen lassen. Zum Duschen oder Baden können sie vom Patienten selbst abgewickelt werden.

Geht die Arthrose häufiger in einen aktivierten Zustand über, so empfiehlt sich die Verordnung einer elastischen oder unelastischen Bandage bzw. Hülse, einer sogenannten »Orthese«. Am bekanntesten ist das Knöchelstützsöckchen und die Kniebandage, die es in einfacher oder verstärkter Form gibt. Hier können Spiralfedern, Scharniere, Silikonkissen, Neoprenteile und andere Materialien zur Stabilisierung Anwendung finden. Wackelsteife, schmerzhafte und arthrotische Gelenke können durch einen Schienenhülsenapparat komplett oder weitgehend ruhiggestellt werden. Dadurch lassen die Beschwerden nach, die Belastbarkeit der Extremität nimmt wieder zu.

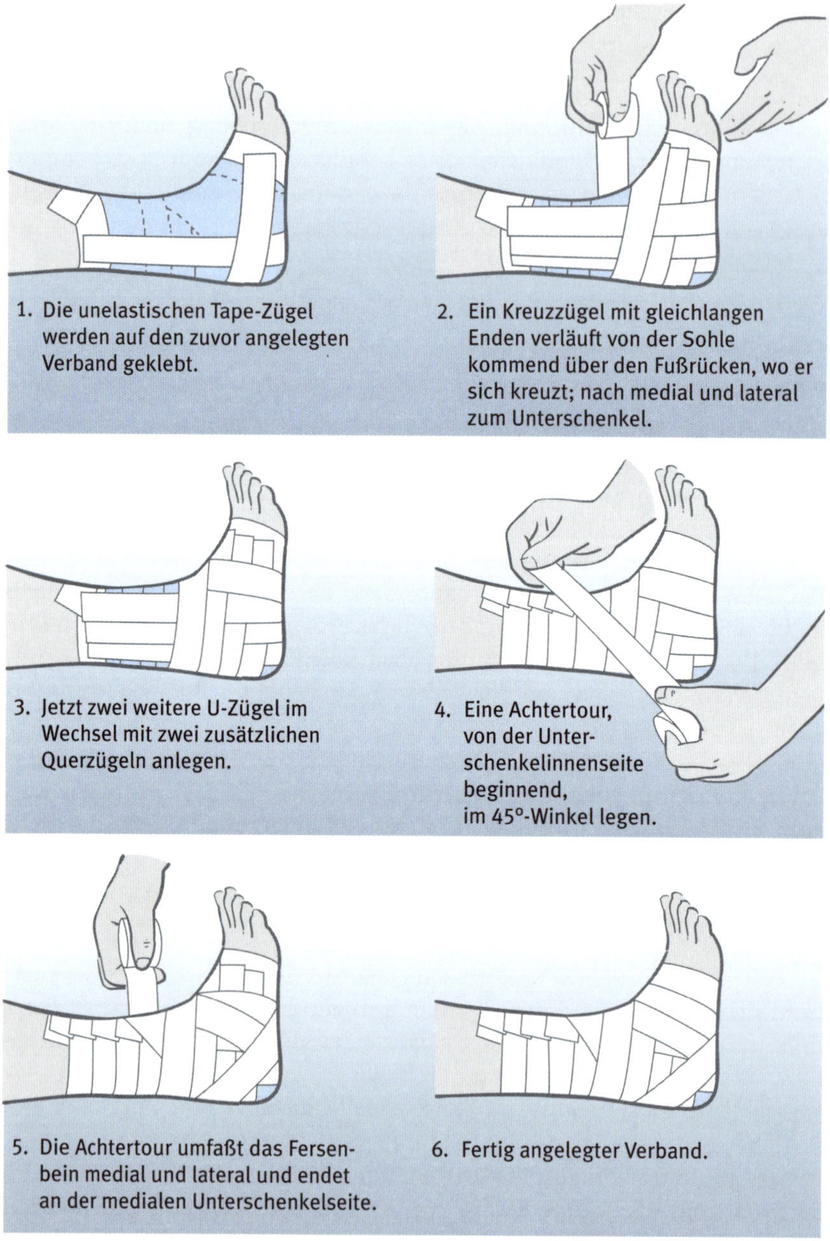

1. Die unelastischen Tape-Zügel werden auf den zuvor angelegten Verband geklebt.

2. Ein Kreuzzügel mit gleichlangen Enden verläuft von der Sohle kommend über den Fußrücken, wo er sich kreuzt; nach medial und lateral zum Unterschenkel.

3. Jetzt zwei weitere U-Zügel im Wechsel mit zwei zusätzlichen Querzügeln anlegen.

4. Eine Achtertour, von der Unterschenkelinnenseite beginnend, im 45°-Winkel legen.

5. Die Achtertour umfaßt das Fersenbein medial und lateral und endet an der medialen Unterschenkelseite.

6. Fertig angelegter Verband.

Abb. 15: Mit einem Tapeverband lassen sich Gelenke und Extremitätenabschnitte schnell und sicher entlasten.

Elektrotherapie und Ultraschall

Elektrotherapie und Ultraschallbehandlung können schmerzhafte Arthrosen günstig beeinflussen. Die Elektrotherapie regt den Stoffwechsel an, verbessert die Durchblutung und normalisiert den Abtransport verbrauchter Stoffe. Die Regeneration wird angeregt, der Schmerz gelindert. Therapeutischer Ultraschall führt in niedriger Dosierung zu einer Mikromassage ohne eine wesentliche Wärmewirkung. Dadurch läßt sich häufig die Ergußbildung reduzieren.

Mit Hilfe des elektrischen Stroms *(Iontophorese)* bzw. des Ultraschalls *(Ultraphonophorese)* lassen sich auch Medikamente durch die Haut in den Körper einbringen. Beide Therapieformen können der alleinigen Elektro- bzw. Ultraschalltherapie überlegen sein.

Da es sich um nebenwirkungsarme und leicht anwendbare Behandlungsverfahren handelt, sollten sie vor eingreifenden Therapien (Spritzen, Gelenkspiegelung, Operation) zur Anwendung kommen. Das gilt natürlich nur dann, wenn die arthrotischen Veränderungen nicht zu weit fortgeschritten sind. Ihr Arzt kann Ihnen hierüber Auskunft geben.

Medikamentöse Arthrosebehandlung

Sowohl in medizinischen Fachzeitschriften als auch in den Massenmedien wird immer wieder für Präparate geworben, die die Arthrose verhindern sollen. Leider halten alle diese Medikamente nicht das, was sie versprechen. Es gibt kein Medikament, das eine Arthrose heilen kann. Das Ziel einer rationalen medikamentösen Behandlung besteht in einer Schmerzlinderung, Funktionsverbesserung, Entzündungshemmung und, soweit möglich, einer Stoffwechselanregung. Auf den folgenden Seiten erhalten Sie einen kleinen Einblick in die wesentlichen zur Arthrosebehandlung eingesetzten Stoffgruppen.

Präparate zur Beeinflussung des Knorpel- und Gelenkstoffwechsels

Es gibt keine Präparate, von denen exakt naturwissenschaftlich nachgewiesen ist, daß sie das Fortschreiten des Gelenkverschleißes aufhalten können. So klar diese Aussage an sich ist, so kann doch festgestellt werden, daß viele Patienten gute Erfahrungen mit Medikamenten gemacht haben, die Knorpelbestandteile enthalten. Das gleiche gilt für homöopathische Präparate, die ebenfalls einen günstigen Einfluß auf den Knorpelstoffwechsel haben sollen. Den Wirkungsmechanismus muß man sich so vorstellen, daß dem Körper ein Überangebot von Knorpelbestandteilen (z.B. Aminosäuren) angeboten wird, die dann vermehrt in das Gelenk eingebaut werden. Die Argumentation erscheint logisch, der Nachweis der Wirksamkeit ist jedoch bisher nicht zweifelsfrei geführt worden. Da keine Nebenwirkungen auftreten, spricht nichts dagegen, diese Präparate (z.B. AHP, Dona 200 S, Gelatine und Gelatinepräparate wie z.B. Aminosäurengemische) einzunehmen. Aus eigener Praxis weiß ich, daß viele Patienten nach der Einnahme eine erhebliche Linderung bzw. sogar Schmerzfreiheit verspüren.

Zur Zeit findet eine intensive Diskussion über den Wert von Präparaten statt, die in den Muskel oder das Gelenk *injiziert* werden und eine ähnliche Wirkung haben sollen. Nachteilig kann sich eine mögliche Allergieneigung auswirken, die bei der Einnahme nicht auftritt. Wegen dieser Nebenwirkungen wurde einigen Präparaten, die gespritzt werden, vom Bundesgesundheitsamt die Zulassung entzogen.

Am Kniegelenk hat sich die Injektion einer »künstlichen Gelenkflüssigkeit« bewährt, die aus Hahnenkämmen gewonnen wird (z.B. Hyalart®). Das Medikament ist teuer, eine kurmäßige Behandlung besteht aus fünf Injektionen. Der Apothekenpreis beträgt hierfür ca. 500,– DM, die Kosten werden nur in Ausnahmefällen von den gesetzlichen Krankenkassen übernommen.

Von der Substanz her sind *homöopathische Zubereitungen* nebenwirkungsfrei, sie können eingenommen oder ebenfalls mit einer Spritze verabreicht werden. Manchmal läßt sich durch die Injektion dieser Medikamente (z.B. Zeel) in das betroffene Gelenk eine Besserung des subjektiven Befindens erzielen. Da die homöopathischen Medikamente hauptsächlich aus isotonischer Kochsalzlösung bestehen, wird das Gelenk gezwungen, die zugeführte Flüssigkeit zu resorbieren. Es entsteht ein Stoffwechselreiz, der sich günstig auf das Gelenk auswirken kann.

Bei allen Gelenkinjektionen ist besondere Vorsicht geboten, da grundsätzlich bei jeder Durchdringung der Haut mit einer Nadel Krankheitskeime in den Körper eingebracht werden können. Zwar ist das Risiko gering (pro 10 000–15 000 Injektionen ist mit einer Infektion zu rechnen), doch sollte eine solche Behandlung nur von einem entsprechend geübten Arzt nach sorgfältiger Desinfektion durchgeführt werden.

Antirheumatika

Bereits weiter oben wurde die medikamentös-antirheumatische Therapie angesprochen, deren Ziel nicht Heilung, sondern Entzündungshemmung ist. Schmerz und Schwellung gehen zurück, die Funktionsfähigkeit des

Gelenkes wird nach Beginn des Wirkungseintrittes deutlich besser. Diese Stoffgruppe, zu der solche Präparate wie Diclofenac und Indometacin gehören, besitzen eine ähnliche Wirkungsweise wie Aspirin oder ASS. Sie wirken entzündungshemmend und resorptionsfördernd. Dadurch läßt der Schmerz nach, die Schwellung geht zurück. Diese Medikamente haben eine Wirkungsdauer von einigen Stunden bis Tagen, sie lindern die Beschwerden ganz erheblich. Nur in Ausnahmefällen sollten sie regelmäßig genommen werden, allerdings sind sie bei aktivierten Arthrosen unentbehrlich. Die Einnahme kann vom Patienten direkt gesteuert werden. Weiß er, daß eine körperliche Belastung, die er nicht vermeiden kann, auf ihn zukommt, so nimmt er kurze Zeit vorher das entsprechende Medikament ein und ist dann in der Lage, sein Vorhaben auszuführen. Ich empfehle meinen Patienten, etwa ein bis zwei Stunden vor einer stärkeren Beanspruchung, z.B. einem Einkauf, einer Gartenarbeit, einem Theaterbesuch mit langem Sitzen in unveränderter Position oder einer Einladung, 50 mg Diclofenac oder ein anderes Präparat einzunehmen. Die Verträglichkeit ist besser, wenn zuvor etwas gegessen wird. Der Patient ist für einen halben bis einen Tag beschwerdefrei.

Werden die Präparate nicht regelmäßig eingenommen, dann sind die weiter unten dargestellten Nebenwirkungen im allgemeinen selten. Es hat sich bewährt, das Präparat, das im Notfall einmal geholfen hat und bei dem keine Magenbeschwerden auftraten, auch in Zukunft zu verwenden. Nicht sinnvoll ist es, immer neue Medikamente auszuprobieren, da doch einmal eine unerwünschte Nebenwirkung auftreten kann. Kurz wirkende Medikamente sind bei Schmerzen, die belastungsabhängig auftreten, eher zu empfehlen als langwirksame Präparate. Nur Patienten, die im Laufe des Tages häufig durch die Schmerzen an ihre Arthrose erinnert werden und im täglichen Leben erheblich eingeschränkt sind, sollten Medikamente bevorzugen, deren Wirkungsdauer ein oder mehrere Tage beträgt.

Schmerzen Ihre Gelenke und haben Sie nicht die Möglichkeit, einen Arzt aufzusuchen, um mit ihm über das für Sie geeignete Medikament zu sprechen, so können Sie ein bis zwei Aspirin- oder ASS-Tabletten, die Sie rezeptfrei erhalten, einnehmen. In keinem Fall sollten ohne ärztliche Aufsicht mehr als sechs Tabletten pro Tag genommen werden.

Der Nachteil dieser Medikamente besteht in ihrer ungünstigen Wirkung auf die Magenschleimhaut. Bei etwa 5–10 % aller Menschen kommt es zu Reizungen der Schleimhaut und in Extremfällen, bei besonderer Veranlagung, zu einem Magen- bzw. Zwölffingerdarmgeschwür. Diese Nebenwirkungen sind jedoch abhängig von der Menge des eingenommenen Präparates. Extrem selten treten allergische Nebenwirkungen auf, die sich auf Niere, Leber oder Blutbild auswirken können. Die Vor- und Nachteile der medikamentösen Behandlung mit Antirheumatika sind von Ihrem behandelnden Arzt und Ihnen abzuwägen.

Wichtig:
In keinem Fall dürfen Sie die Dosis des Medikamentes, das Ihnen vom Arzt verordnet wurde, überschreiten! Sofern Sie Magenbeschwerden oder einen dunklen Stuhl bekommen, müssen Sie die Medikamente sofort absetzen und unverzüglich Ihren Arzt aufsuchen!

Kortisonpräparate

Zur medikamentösen Behandlung einer stark schmerzenden und von einem Gelenkerguß begleiteten entzündeten Arthrose gehört auch die Therapie mit Kortisonpräparaten. Diese werden nicht als Tablette oder Zäpfchen angewandt, sondern direkt in das entzündete Gelenk gespritzt. Hierbei kommt eine Dosis von 5–50 mg Prednisolon oder eines entsprechenden Präparates in Frage. Bei einer hochakuten, aktivierten Arthrose ist die Verabreichung einer Kortisoninjektion in das betroffene Gelenk eine Wohltat. Innerhalb von Stunden gehen Schmerzen und Schwellung zurück. Der Patient wird unter Umständen für Monate oder Jahre beschwerdefrei. Die Nebenwirkungen auf den Gesamtorganismus sind bei einmaliger Anwendung sehr gering. Leider ist in der Öffentlichkeit zu wenig bekannt, daß das Kortison seine Nebenwirkungen wie Mondgesicht, Hautstreifen, Gewichtzunahme und Wassereinlagerungen nur entfaltet, wenn dieses Präparat über einen längeren Zeitraum verabreicht wird. Von wesentlich größerer Bedeutung ist bei einer Injektion in das Gelenk die Gefahr der Infektion. Es sollte deshalb vor jeder Spritze auf eine mögliche Einschleppung von Krankheitserregern in das Gelenk hingewiesen werden. (Dieses Risiko kann zahlenmäßig als gering bewertet werden, es beträgt zwischen 1:10 000 und 1:15 000.) Wegen herabgesetzter Abwehr sind Patienten mit einer Zuckerkrankheit im allgemeinen von der Verabreichung eines Kortisonpräparates auszuschließen. Eine regelmäßige Injektion von Kortisonpräparaten in ein Gelenk ist abzulehnen, da sonst mit den beschriebenen Nebenwirkungen und einer erhöhten Infektionsgefahr gerechnet werden muß.

Operative Verfahren

Bringen alle bisher vorgestellten Maßnahmen auch nach längerer Anwendung keine Besserung und bestehen weiter heftige Schmerzen und starke Funktionseinschränkungen, so sollte man die Errungenschaften der modernen Medizin nutzen, um Beschwerdefreiheit oder zumindest eine Linderung zu erreichen. An erster Stelle ist die *Arthroskopie* (Spiegelung) zu nennen, die Sie bereits auf S. 36 kennengelernt haben. Es handelt sich hierbei um ein in den letzten Jahren zunehmend perfektioniertes Verfahren, bei dem eine etwa kugelschreiberdicke Sonde nach einem kleinen Schnitt in das Gelenk eingebracht wird. Zumeist ist ein weiterer Schnitt zur Einführung eines Zusatzinstruments erforderlich. Der Operateur kann das gesamte Gelenk inspizieren und durch das Arthroskop operative Eingriffe vornehmen. Hierzu gehören die Glättung der arthrotisch veränderten Knorpelflächen, die Behandlung von Meniskusrissen, die Entfernung von abgeschilferten Knorpel-Knochenfragmenten (freien Körpern), die Teilentfernung der Gelenkinnenhaut und neuerdings die Rekonstruktion von Bandstrukturen. Das Verfahren ist risikoarm, mit wesentlichen Komplikationen ist nicht zu rechnen. Es wird entweder unter Voll- oder Teilnarkose durchgeführt. Wie groß der Fortschritt der medizinischen Technik auf diesem Gebiet ist, kann man ermessen, wenn man bedenkt, daß z.B. die Kniegelenkspiegelung einen großen Teil der früher notwendigen großen Kniegelenkeingriffe überflüssig gemacht hat.

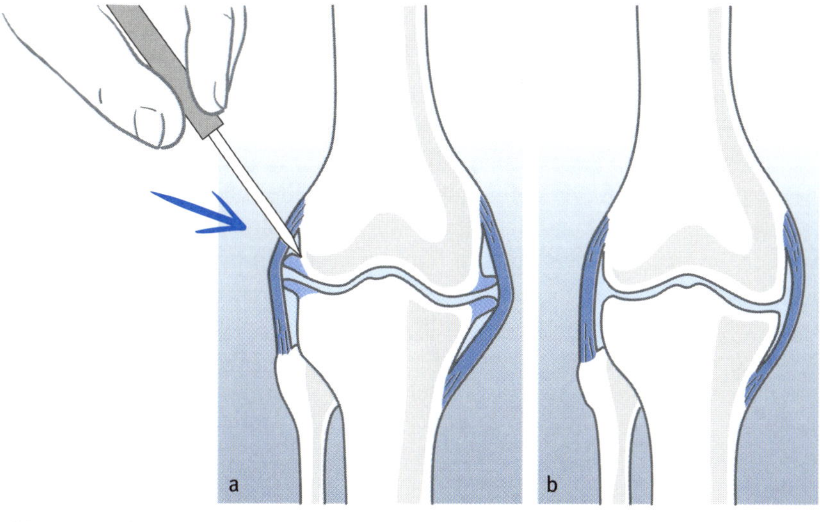

Abb. 16: a. Schwere Kniearthrose: Die Knochenauswüchse reizen die Bänder und die Gelenkkapsel. b. Mit der Nettoyage werden die Gelenkflächen geglättet.

Die operative Gelenkseröffnung *(Arthrotomie)* ist heute nur noch in den Fällen notwendig, in denen der gewünschte Effekt nicht durch eine Spiegelung und die dabei mögliche Sondenoperation erreicht werden kann. Dies dürfte insbesondere dann der Fall sein, wenn die lange bestehende Arthrose zu einer starken Schwellung der Gelenkinnenhaut geführt hat, die ihrerseits mit einem Erguß immer wiederkehrende Beschwerden hervorruft. Auch bei der Entfernung von größeren Knorpelknochenanbauten und der umfangreicheren Glättung der Gelenkflächen wird man nicht auf die operative Gelenkseröffnung verzichten können (Gelenkreinigung oder Nettoyage). Das gleiche gilt für manche komplizierten Bandoperationen.

Knochenoperationen zur Veränderung der Gelenkstellung

Bei einigen Formen der entzündeten, aktivierten Arthrose oder auch zur Vorbeugung einer Arthrose kann eine Knochendurchtrennung zur Verbesserung der Gelenkstellung erforderlich sein *(Osteotomie)*. Hierbei werden Fehlstellungen, die eine erhöhte Belastung einzelner Teile des Gelenkes hervorrufen, beseitigt (siehe auch S. 24). Fehlstellungen können an allen Gelenken auftreten. Häufig sind Abweichungen im X- oder O-Sinne an den Knien. Bei einem ausgeprägten O-Bein besteht eine einseitige und starke Belastung des inneren Gelenkabschnittes. Führt man einen operativen Eingriff durch, der das Bein begradigt, so kann die Belastung besser verteilt und die Gelenkmechanik normalisiert werden (Abb. 17).

Auf diese Weise beugt man der sonst unweigerlich eintretenden Arthrose vor. In manchen Fällen entsteht ein O- oder ein X-Bein auch erst als Folge einer Arthrose. Mit der Zeit entwickelt sich eine immer weiter fortschreitende Fehlstellung des Kniegelenks. Auch in diesem Fall wird eine Umstellungsoperation das richtige Mittel sein. Es handelt sich hierbei um einen großen Eingriff, bei dem in der Regel Knochennägel, -schrauben oder -platten eingebracht werden, die bei einem späteren, zweiten Eingriff wieder entfernt werden müssen. Zudem bestehen auch gewisse Komplikationsmöglichkeiten. Deshalb wird man diese Operation nur vornehmen, wenn es unbedingt notwendig ist. Allgemeine Aussagen hierzu lassen sich nicht machen. Sofern Ihnen ein solcher oder ähnlicher Eingriff vorgeschlagen wurde, sollten Sie sich ausführlich mit dem behandelnden Arzt bzw. dem Operateur über die Vorteile und möglichen Nebenwirkungen unterrichten lassen.

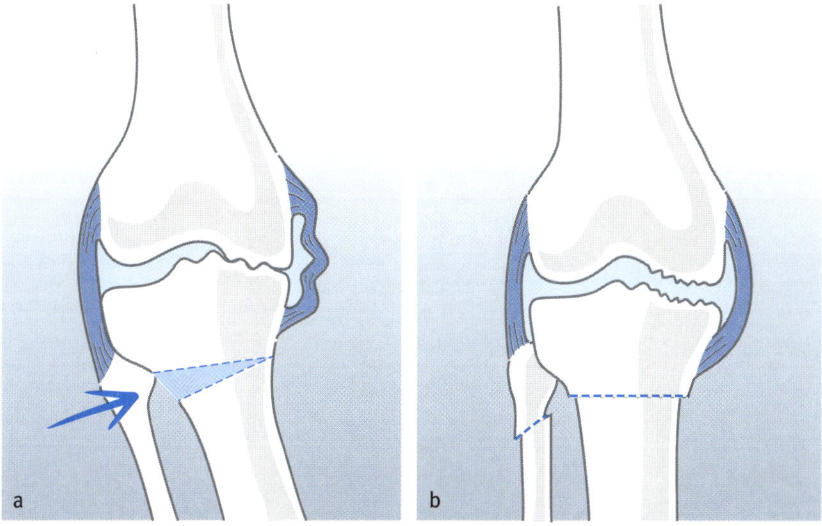

Abb. 17: a. Bei einem O-Bein wird der innere Gelenkspalt übermäßig belastet. b. Nach operativer Begradigung (Osteotomie mit Entnahme eines Keils) kommt es zu einer Normalisierung der Gelenkbelastung.

Endoprothetischer Gelenkersatz – künstliche Gelenke

Die Möglichkeit, ein arthrotisch oder anderweitig zerstörtes Gelenk zu ersetzen, hat die Behandlung der schweren Arthrose revolutioniert. Früher galten schwerste Formen der Knie- oder Hüftgelenksarthrose als unheilbar und engten den Wirkungskreis des Patienten so stark ein, daß er an den Rollstuhl gefesselt wurde. Heute läßt sich mit Hilfe des künstlichen Gelenkersatzes ein sehr gutes bis befriedigendes Resultat erzielen. Dem Patient bleibt ein ausreichender Aktionsradius erhalten, er ist in der Lage, auch längere Strecken eigenständig zurückzulegen. Selbst die schwere Arthrose hat damit ihren Schrecken verloren. Viele Gelenke können durch den künstlichen Gelenkersatz in ihrer Funktion erhalten werden (Abb. 18).

Am besten sind die Ergebnisse am Hüft- und Kniegelenk. Ein Teil des eigenen, krankhaft veränderten Gelenkes wird entfernt und dafür ein Implantat aus Metall und Kunststoff bzw. Keramik eingesetzt. Die am weitesten verbreiteten künstlichen Hüftgelenke bestehen aus einem Metallkopf mit einem Stiel und einer Gelenkpfanne aus Kunststoff oder Metall mit einem Kunststoffeinsatz. Die Prothesen können wie eine Zahnkrone einzementiert werden, man geht jedoch zunehmend dazu über, die En-

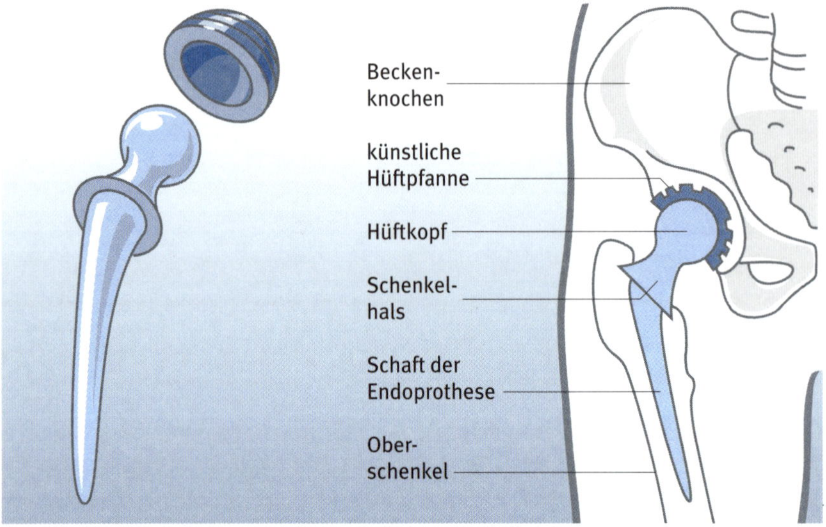

Abb. 18: Der künstliche Gelenkersatz ist bei der schweren Arthrose des Hüftgelenks weit verbreitet.

doprothesen ohne Zement zu verankern. Hierbei wächst der körpereigene Knochen in die rauhe Oberfläche der Prothese ein. Beide Verfahren haben ihre Vor- und Nachteile. Die Entscheidung »zementiert« oder »zementfrei« kann nur individuell gefällt werden. Zu berücksichtigen sind neben dem Alter die Knochenbeschaffenheit, die Grunderkrankung, das Bewegungsverhalten und die Erfahrungen des Operateurs. Obwohl bereits große Fortschritte in der Entwicklung von Kunstgelenken erzielt wurden, ist mit weiteren Verbesserungen zu rechnen, die sich insbesondere auf die Haltbarkeit auswirken dürften.

Während jenseits des 60. Lebensjahres kaum noch etwas dagegen spricht, bei Patienten mit schweren Knie- oder Hüftarthrosen einen künstlichen Gelenkersatz vorzunehmen, so sollte dieser Eingriff bei jüngeren Menschen nur sehr zurückhaltend durchgeführt werden. Da ihr Bewegungsverhalten anders und die Belastungsintensität dadurch wesentlich höher als bei einem älteren Menschen ist, steigt die Gefahr einer vorzeitigen Lockerung. Eine Vorhersage zur Haltbarkeit der Prothese kann nicht gemacht werden. In meiner Praxis betreue ich mehrere Patienten, denen vor mehr als 20 Jahren ein Kunstgelenk der Hüfte eingebaut wurde. Trotz dieser langen Tragedauer sind sie beschwerdefrei.

Röntgenreizbestrahlung

Hingewiesen werden sollte noch auf eine heute eher in Vergessenheit geratene Behandlungsmethode, die Röntgenreizbestrahlung. Das abgenutzte und schmerzhafte Gelenk wird einer Röntgenbestrahlung ausgesetzt. Die Dosis ist höher als die einer Röntgenaufnahme, jedoch weitaus niedriger als bei der Strahlentherapie einer bösartigen Erkrankung. Diese Röntgenreiz- oder Entzündungsbestrahlung bringt einem großen Teil der Patienten eine langfristige Linderung der Beschwerden. Durch die Bestrahlung werden die die Entzündung vermittelnden Zellen zum Teil zerstört, die Schmerzintensität sinkt und der Gewebsstoffwechsel normalisiert sich.

Eine besondere Form ist das sogenannte »Schachteln«, bei dem radioaktives Material in einer kleinen Bleikammer über dem Gelenk befestigt und eine Direktbestrahlung durchgeführt wird. Auch hierbei lassen sich sehr gute Erfolge erzielen. Bekannt für diese Behandlung sind die Sanatorien in Joachimsthal (Jachimov, Tschechien).

Da nicht auszuschließen ist, daß die therapeutische Röntgenbestrahlung wachsendes Gewebe schädigt, sollten Personen, bei denen ein Kinderwunsch besteht, von dieser Therapie ausgenommen werden. Allgemein wird man nur in Ausnahmefällen Patienten unter dem 50. Lebensjahr mit diesen Methoden behandeln. Auf der Wirkung radioaktiver Radonstrahlen beruhen auch die Einfahrten in die sogenannten Heilstollen, alten Silberbergwerken, in denen sich auch heute noch Reste von uranhaltigem Gestein befinden. Bei der mehrstündigen Stolleneinfahrt ist der Patient dieser schwach radioaktiven Strahlung ausgesetzt. Viele Patienten mit Arthrose, mehr jedoch noch mit entzündlichen Gelenk- und Wirbelsäulenerkrankungen berichten von einer längerfristigen Linderung ihrer Beschwerden. Derartige Heilstollen finden sich z.B. in Bad Kreuznach, in Böckstein (Badgastein, Österreich) und im bereits erwähnten Joachimsthal.

Die Behandlung der ruhenden Arthrose

Auch die ruhende Arthrose, die keine oder nur geringe Beschwerden macht, sollte behandelt werden. Hierbei geht es nicht um eine medizinische Therapie, sondern um die Vorbeugung vor einer weiteren Verschlechterung der Beweglichkeit und Belastbarkeit.

Mehr bewegen, weniger belasten

Auch wenn die Diagnose bei Ihnen bereits vor längerer Zeit gestellt wurde und Sie keinen akuten und quälenden Schmerz verspüren, so können Sie selbst etwas tun, um den jetzigen Zustand zu erhalten. Für die Behandlung der ruhenden Arthrose gilt der Grundsatz: Mehr bewegen, weniger belasten.

Die Bewegung des Gelenkes verbessert den Stoffwechsel, die Durchblutung nimmt zu, das Gelenk wird geschmiert, die innere Reibung nimmt ab. Ein Erguß kann so besser von der Gelenkinnenhaut aufgesaugt werden. Sie sollten keine schwierigen gymnastischen Übungen machen, sondern ganz einfache Bewegungen ausführen. Nehmen wir hier als Beispiel die Knie: Setzen Sie sich auf einen Tisch oder eine hohe Liege, lassen Sie

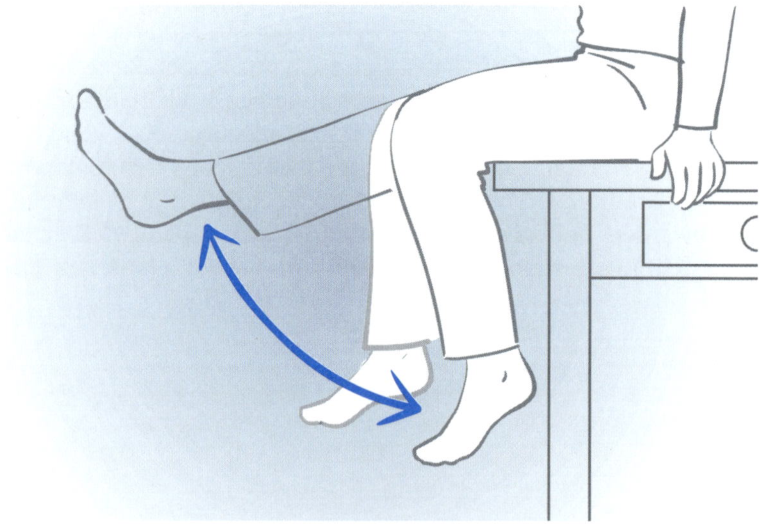

Abb. 19: Pendelübungen verbessern den Stoffwechsel und die Gleitfähigkeit der Gelenkflächen.

die Unterschenkel rechtwinklig herabhängen und pendeln Sie mit ihnen. Um das Knie nicht stärker zu belasten, ziehen Sie die Schuhe aus. Mit einer so einfachen Übung, die Sie mehrfach täglich für zwei bis drei Minuten ausführen, erreichen Sie bereits eine erhebliche Verbesserung der Gleitfähigkeit der Gelenkflächen.

Liegt eine Arthrose an einzelnen oder mehreren Gelenken der Hände vor, so hilft oftmals ein warmes Handbad. Die Muskulatur entkrampft sich, der Druck auf das Gelenk läßt nach und der Stoffwechsel wird verbessert. Sie bemerken nach dem Bad eine deutliche Schmerzlinderung und Funktionsverbesserung.

Eine starke Belastung wirkt sich ungünstig auf das angegriffene Gelenk aus. Stellen Sie sich vor, Sie haben eine Arthrose der Knie, bei denen die Abnutzung zwischen Kniescheibenrückfläche und Oberschenkelrolle besonders stark ist. Sie leiden zeitweise unter Schmerzen. Sie dürfen nun nicht versuchen, eine Verbesserung durch vermehrte Belastung zu erzwingen. Es wäre völlig falsch, wenn Sie 20 oder 30 Kniebeugen machten, bei denen die Kniescheibenrückflächen stark an die Oberschenkelrollen gedrückt werden, und Sie ein lautes Krachen hören. Im Gegensatz zu den Pendelübungen, bei denen die Gelenkflächen immer von einem Gleitfilm überzogen und geschmiert werden, reiben bei den Kniebeugen die unebenen und rauhen Gelenkflächen aneinander, die Gleiteigenschaft der Gelenkflüssigkeit reicht nicht aus, um die Rauhigkeiten auszugleichen. Bei extremen und brüsken Bewegungen, wie den Kniebeugen, können kleinere Knorpelteile abschilfern und so eine weitere Entzündung und zusätzliche Verschlechterung der Gelenkmechanik bewirken. Der Patient bemerkt die Verschlechterung am Schmerz und der Ergußbildung recht rasch. Wie Sie aus dem Beispiel sehen können, dürfen Sie bei der Arthrose nicht versuchen, ein besseres Ergebnis zu erzwingen. Mit Gewalt und dem Gefühl »da muß ich durch, früher habe ich das auch gemacht«, ist leider keine Besserung zu erzielen.

Heilende Wärme

Bei den chronischen Formen der Arthrose ist es sinnvoll, das Gelenk warmzuhalten. Warme, lange Unterwäsche, sei es aus Baumwolle, Wolle, Seide oder Angora, wärmt, steigert die Durchblutung der Muskulatur und entspannt sie. Wird ein natürliches Gewebe getragen, so kann die Haut weiter atmen, eine übermäßige Schweißbildung wird vermieden. Viele Patienten berichten, daß Beschwerden im Hüft- und Kniebereich nach dem regelmäßigen Tragen langer Unterhosen eine wesentliche Besserung erfuhren. Nützlich sind auch wärmende Bandagen aus Wolle, die sich insbesondere bei der Arthrose des Knies oder der kleinen Wirbelgelenke der Lendenwirbelsäule bewähren.

Sie können auch Rotlichtbestrahlungen versuchen. Hierbei sollte der Abstand so gewählt werden, daß eine größere Hautfläche bestrahlt wird. Eine Überwärmung kleinerer Gelenkanteile ist zu vermeiden. Intensiver als Rotlicht wirken Wärmepackungen. Hierbei kommt wiederaufbereiteter Fertigfango in Frage, den Sie rezeptfrei oder nach Verordnung Ihres Arztes in der Apotheke kaufen können. Diese Fangopackungen werden im Ofen heiß gemacht und sind viele Male wieder zu verwenden. Erwähnung finden sollten noch das Heizkissen und die Wärmflasche, die insbesondere bei Abnutzungen der Knie, der Hüfte und der Lendenwirbelsäule eine gute Linderung bewirken. Sie können sich auch in der Apotheke einen mit Gel gefüllten Beutel kaufen, den Sie im Wasserbad erwärmen und beliebig oft verwenden können. Dieser Beutel hat noch eine zweite Anwendungsmöglichkeit: Wenn Sie ihn im Kühlfach aufbewahren, so kann er zur Eisbehandlung bei Sportverletzungen und aktivierten Arthrosen eingesetzt werden.

Warme Bäder dienen der Durchblutungsförderung, Muskelentspannung, Krampflösung und Schmerzlinderung. Sie können dem Wasser stoffwechselanregende und schmerzlindernde Präparate zusetzen (z.B. Salhumin-, Pernionin-Bäder). Da nicht jeder Mensch die Inhaltsstoffe gleich gut verträgt, sollte im ersten Bad nur eine Teilmenge der empfohlenen Dosierung gelöst werden. Nach dem Bad ist eine Nachruhe von einer halben bis einer Stunde sinnvoll.

Haben Sie bereits längere Zeit keine wesentlichen Beschwerden in dem arthrotischen Gelenk verspürt, so können Sie die Belastung langsam steigern. Sie müssen jedoch unter allen Umständen eine Überbelastung vermeiden. Anstelle der oben beschriebenen Bewegungsübungen für das Kniegelenk können Sie in der warmen Jahreszeit täglich radfahren. Ergibt sich aufgrund der geographischen oder verkehrsmäßigen Situation keine Möglichkeit, das in Ruhe zu tun, so sollten Sie die Anschaffung eines Standfahrrades erwägen. Bei hochgestelltem Sattel und Einstellung eines geringen Widerstandes verbessern Sie die Beweglichkeit. Gleichzeitig wird die Muskulatur, die das Gelenk stabilisiert, gekräftigt. Die Bänder werden entlastet, die Sicherheit beim Gehen nimmt zu. Weniger ratsam ist dagegen ein Aufbautraining mit Bodybuildinggeräten, da hierbei oftmals einseitige Bewegungen ausgeführt werden, die dem Gelenk scha-

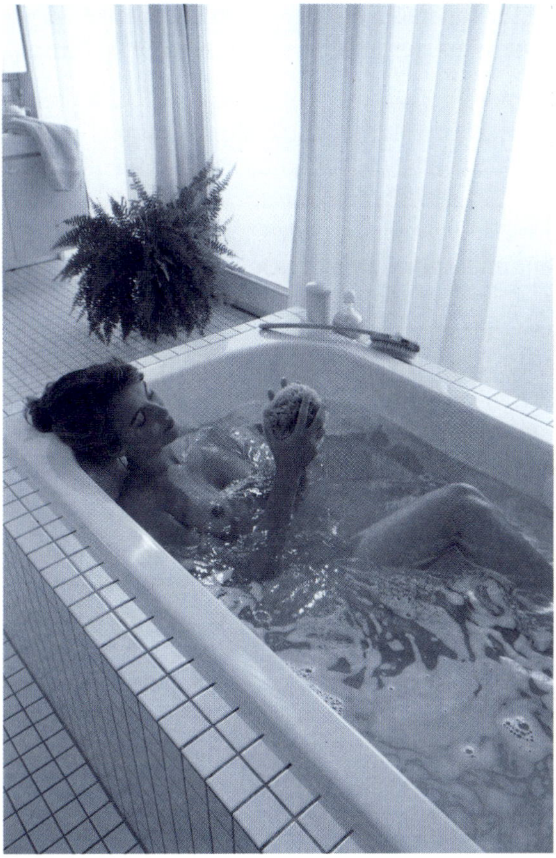

den können. Darüber hinaus kann auch eine zu starke Zunahme der Muskulatur, z.B. an der Hüfte, Probleme bereiten. Nach einem falschen Training steigt die Druckbelastung im Gelenk an, die Arthrose verschlechtert sich.

Gelenkpflege

Gerade während der Phase, in der die Arthrose ruht, Sie also keine Schmerzen haben, sollten Sie Ihre Gelenke pflegen. Hierzu reichen morgens einige Minuten Gymnastik, Einreibungen der schmerzhaften Muskel- oder Gelenkpartien, Abduschungen oder Teilbäder. Auch eine darüber hinausgehende leichte sportliche Belastung, das erwähnte Radfahren (z.B. der Weg zur Arbeit), mäßiges Joggen oder Schwimmen sind geeignet, den bestehenden Gesundheitszustand zu stabilisieren und einem weiteren Fortschreiten der Arthrose vorzubeugen (s. S. 133).

Regelmäßiger Sport steigert Ihr Wohlbefinden. Sie werden leistungsfähiger, verbrauchen mehr Kalorien und bekommen mit der Zeit ein besseres Körpergefühl. Sie leben bewußter, und es fällt Ihnen leichter auf das Rauchen und übermäßigen Alkoholkonsum zu verzichten. Sie schalten Risikofaktoren aus. Sie vermeiden eher Diätfehler, d.h. häufiges und übermäßiges Essen, und haben weniger Gewichtsprobleme. Natürlich sollen Sie kein »Gesundheitsapostel« werden, aber mit der Pflege Ihrer Gelenke geht eine Pflege des ganzen Körpers einher. Sie fühlen sich jünger, sind weniger infektanfällig und beugen den Zivilisationskrankheiten (Bluthochdruck, Herz-Kreislauf-Krankheiten und Stoffwechselstörungen wie Blutzuckerkrankheiten, Lebererkrankungen, Gicht) vor. Mit der Gelenkpflege verbessern Sie Ihre Lebensqualität (Abb. 20).

Einige Hinweise zur gezielten sportlichen Betätigung und zu einzelnen Übungen finden Sie auf den folgenden Seiten. Spezielle Fragen sollten Sie mit Ihrem Arzt erörtern. Er kann Ihnen weitere Auskünfte geben. Es ist jedoch nur in den seltensten Fällen genug Zeit, eine ganze Übungsserie

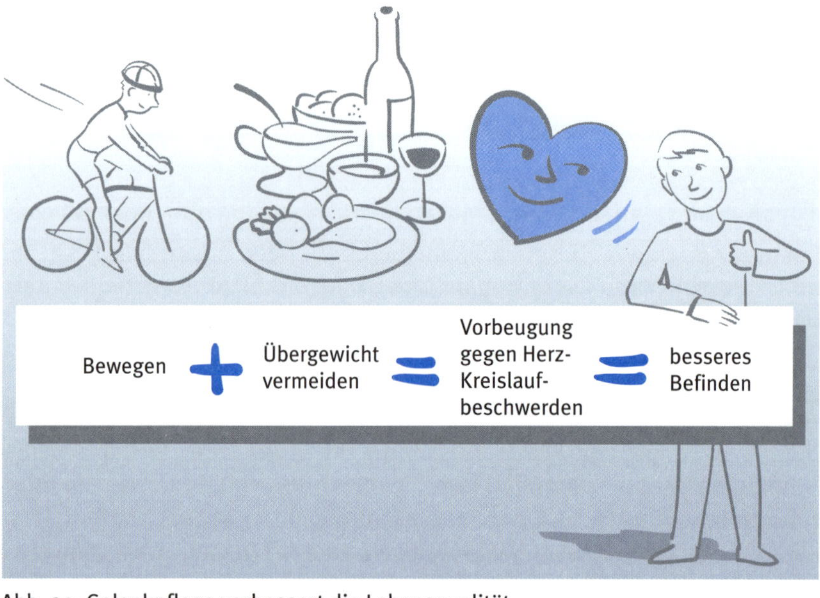

Abb. 20: Gelenkpflege verbessert die Lebensqualität.

mit dem Patienten zu besprechen. Deshalb bin ich dazu übergegangen, eine Verordnung von Krankengymnastik bzw. Bewegungsübungen auszustellen, und mit dem Patienten zu vereinbaren, daß er sich bei einem besonders qualifizierten Masseur oder einem Krankengymnasten vorstellt, um dieses Programm einzuüben. Zunehmend betreuen auch Ärzte, Krankengymnasten, Masseure und Psychologen gemeinsam Gruppen von Menschen mit Gelenk- und Wirbelsäulenleiden. Sie schulen die Patienten im schonendsten Gebrauch ihrer beeinträchtigten Wirbelsäule und Gelenke. Einige ortsansässige Volkshochschulen und verschiedene Selbsthilfegruppen, so z.B. die Rheuma-Liga, bieten eine spezielle Gymnastik für Menschen mit Gelenkproblemen an.

Nehmen Sie Ihr Leben in die Hand

Überblicken wir die therapeutischen Möglichkeiten bei der Arthrose, dann stimmt zumindestens die eingangs erwähnte Aussage »Da kann man nichts machen« nicht. Sie können durchaus etwas tun, Sie können die Therapie der Arthrose selbst in die Hand nehmen und lernen, mit ihr zu leben. Durch Ihr Wissen um die Erkrankung können Sie sich mit ihr auseinandersetzen und sie beherrschen, anstatt sich von ihr beherrschen zu lassen.

Die Arthrosen der verschiedenen Gelenke

Auf den folgenden Seiten erhalten Sie kurze Informationen über die Arthrosen der einzelnen Gelenke. Das Kapitel ist nach anatomischen Gesichtspunkten in zwei Teile gegliedert. Im ersten Abschnitt werden die Arthrosen der oberen Extremitäten und im zweiten Teil die der unteren beschrieben.

Jede Arthrose wird erklärt, Sie finden Hinweise zur Entstehung und zum Vorkommen. Danach werden die Symptome geschildert und die Einschränkungen dargestellt, die sich möglicherweise aus der Arthrose ergeben. Sie finden gleichzeitig Abgrenzungen gegenüber anderen Krankheitsbildern, die nicht zur Arthrose gehören, aber ähnliche Beschwerden verursachen. Sie erhalten Hinweise, was Sie gegen die jeweilige Arthrose tun können. Abschließend wird auf die langfristigen Aussichten, die Prognose, eingegangen.

Die Arthrosen der oberen Extremitäten

Die Fingergelenke

Der Verschleiß der Fingermittel- und Fingerendgelenke gehört zu den häufigsten Arthrosen überhaupt. Medizinisch wird die Arthrose der Fingermittelgelenke als *Bouchard-*, die der Fingerendgelenke als *Heberden-Arthrose* bezeichnet (Abb. 21). Durch den Verschleiß verdicken sich die Fingergelenke. Mit der Zeit entwickelt sich eine Bewegungseinschränkung der Finger, die Hand wird plumper. An den Streckseiten der Fingerendgelenke treten kleine Verdickungen auf, die im Volksmund als »Gichtknötchen« bezeichnet werden. Es handelt sich hierbei um die Folgen der Gelenkabnutzung mit den typischen Verbreiterungen der gelenkbildenden Knochenanteile. Über den Gelenken bilden sich kleine, flüssigkeitsgefüllte Zysten. Wie auch bei anderen Arthrosen nimmt die Höhe des Gelenkspaltes ab. Zum Teil kommt es zu seitlichen Verbiegungen der Gelenke. Nicht selten schwellen die Finger an, die Patienten klagen über eine aus-

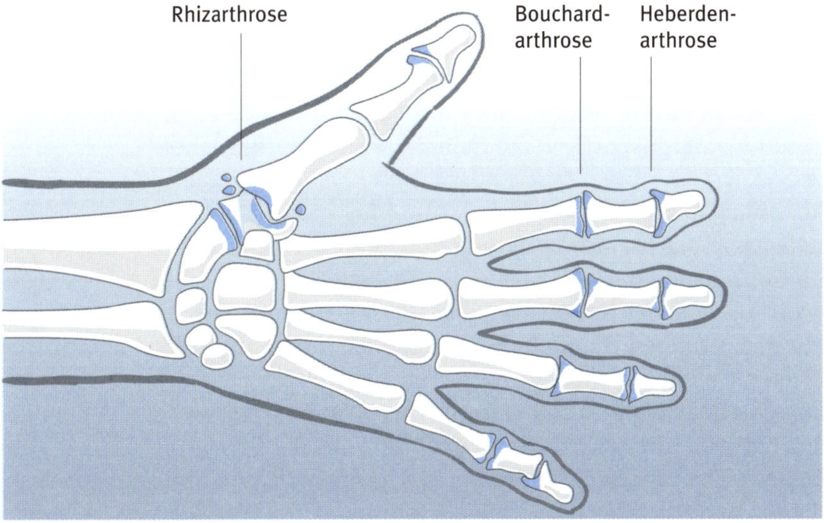

Abb. 21: Häufige Fingergelenk- und Handwurzelarthrosen: Heberden-, Bouchard-, Rhizarthrose.

geprägte Morgensteifigkeit und können die Finger erst nach dem Baden im warmen Wasser wieder bewegen.

So unangenehm und zum Teil kosmetisch störend die Fingerarthrosen sind, so relativ günstig ist ihr Verlauf. Im Gegensatz zum echten, entzündlichen Gelenkrheuma der rheumatoiden Arthritis handelt es sich meist nicht um ein rasch fortschreitendes Leiden, das zu einer starken Gebrauchsbeeinträchtigung der Hände führt. Die Hände behalten ihre Funktion bis ins hohe Alter. Lediglich für Feinarbeiten kann eine gewisse Einschränkung bestehen. Um zwischen abnutzenden und entzündlichen Veränderungen der Hände zu unterscheiden, kann die Anfertigung eines Röntgenbildes und eine Blutuntersuchung erforderlich sein.

Was Sie selbst tun können

Mehr noch als bei anderen Gelenken fällt der Hauptteil der Therapie der Fingergelenksarthrosen Ihnen selbst zu. Zwar können Sie den Prozeß der Abnutzung nicht direkt beeinflussen, Sie sollten jedoch alles daran setzen, um die Funktion zu erhalten. Kleinere Verdickungen der Gelenke, die keine Beschwerden verursachen, sollten Sie ignorieren. Sind die Finger morgens steif oder verstärken sich die Beschwerden im Laufe des Tages, so empfiehlt sich ein mehrminütiges Handbad. Sie können mit einem Softball, den Sie billig in jedem Kaufhaus bekommen, Bewegungsübungen im warmen Wasser machen. Dadurch wird die Greifmuskulatur gekräftigt und die Koordination der Hand verbessert. Mit der gesteigerten Durchblutung werden die in der Nacht angefallenen Stoffwechselprodukte abtransportiert, die Gelenke werden beweglicher.

Abreibungen mit kleinen Eisstücken Sie sind nützlich, wenn die Beschwerden nach einer Belastung auftreten. Ist bereits eine Fehlstellung im Sinne einer stärkeren Beugung eingetreten, dann empfiehlt es sich, während oder nach dem Handbad Übungen unter Zug durchzuführen. Mit der gesunden Hand greifen Sie den Fingerabschnitt, der vom arthrotischen Gelenk gesehen körperfern liegt, und versuchen unter leichtem Zug das Gelenkspiel zu erweitern. Die Gelenkflächen werden voneinander entfernt, die Gelenkkapsel gedehnt und die Bewegungsfreiheit verbessert. Ein tägliches, fünfminütiges morgendliches Übungsprogramm dieser Art vermeidet stärkere Einschränkungen in der Beweglichkeit der Finger.

Rapsbad Es kann zusätzlich mehrmals in der Woche abends versucht werden (Abb. 22). Besorgen Sie sich 2 kg ungemahlenen Raps in einer Samenhandlung. Füllen Sie diesen Raps in einen feuerfesten Topf, stellen Sie ihn in den Ofen und heizen diesen auf 200 °C. Nun schütten Sie den erhitzten Raps in eine Plastikschüssel, lassen ihn etwas abkühlen, bis Sie gut mit der Hand hineingreifen können und bewegen beide Hände in den Rapskügelchen. Sie baden in den Rapssamen, die wie kleine Perlen die Haut massieren. Die Wärme hat einen entkrampfenden und schmerzlindernden Effekt, die Beweglichkeit wird besser.

Salben oder Gels Neben diesen eigenständigen therapeutischen Übungen können Sie die betroffenen Gelenke *einreiben.* Günstig wirken Salben oder Gels mit einer *antirheumatischen* Komponente (z.B. Indometacin-Gel).

Keine einseitigen Belastungen Sie sollten Arbeiten vermeiden, die die Hände einseitig stark belasten. Überprüfen Sie, ob Sie nach Handarbeiten wie Häkeln und Stricken eine Verschlechterung der Beweglichkeit bemerken. Ist dies der Fall, so sollten Sie möglichst darauf verzichten. Schwere körperliche Arbeiten, wie das Heben oder Tragen von Lasten, sind ebenfalls ungünstig.

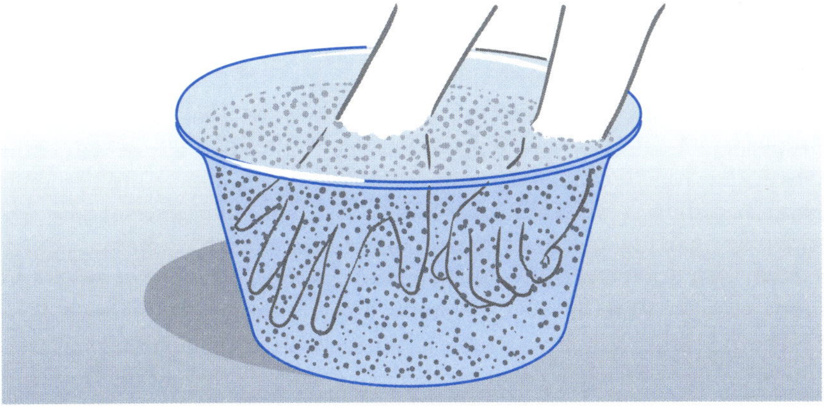

Abb. 22: Bewegungsübungen der Hände im Rapsbad.

Wärme Achten Sie darauf, daß Sie die Hände im Winter warm halten, da die Unterkühlung zusätzliche Schmerzen verursachen kann.

Nur ausnahmsweise wird eine Arthrose der Finger so schlimm sein, daß ein operativer Eingriff notwendig wird.

Die Diagnose Arthrose der Fingergelenke sollte Sie nicht beunruhigen. Die Prognose ist günstig, die Veränderung schreitet nicht rasch fort, und Ihre Arbeitsfähigkeit bleibt erhalten.

Das Daumensattelgelenk

Das Daumensattelgelenk ermöglicht die Greifbewegung der Hand. In der Tiefe des Daumenballens, der sogenannten Maus, findet sich ein Gelenk, mit dem Sie nicht nur beugen und strecken, sondern auch den Daumen an die Handinnenfläche heranführen können *(Opposition)*. Dieses Gelenk ist sattelförmig ausgebildet. Erst damit gewinnt die Hand ihre charakteristische Fähigkeit, Gegenstände zu ergreifen und festzuhalten. Von allen Gelenken des menschlichen Körpers wird das Daumensattelgelenk wahrscheinlich am stärksten belastet. Wir treten über unsere Hand in Kontakt mit der Umwelt, wir begrüßen Menschen mit Handschlag. Mit der Hand packen wir zu, wir tragen ebenso selbstverständlich schwere Lasten wie wir feinste Arbeiten mit ihrer Hilfe ausführen.

Die Symptome

Im Laufe des Lebens kommt es ebenfalls an diesem Gelenk zu einer Verdünnung der Knorpelschicht, und, bei dem einen früher, bei dem anderen später, zur Entwicklung einer Arthrose (s. Abb. S. 73). Meist sind die Menschen, die über Beschwerden in der »Maus« klagen, älter als 40 Jahre. Typische, den Schmerz auslösende Bewegungen sind das Auswringen eines Wischlappens, eine starke Beanspruchung der Hand bei schweren, körperlichen Tätigkeiten, z.B. Umzüge, bei der beruflichen Arbeit, beim Bestücken von Regalen usw. Die Patienten geben einen brennenden, beim Zugreifen verstärkten Schmerz an, der in der aktivierten Phase der Arthrose unerträglich werden kann. Ist die Symptomatik sehr akut, dann schwillt der Daumenballen an, manchmal kann sogar die ganze Hand verdickt sein. Wenn die Hand wegen der Entzündung über mehrere Tage geschont wurde, können sich die Schmerzen bis in die Schulter ausbreiten. Wird der Arm nicht mehr bewegt, so ist auch der Rückfluß des venösen Blutes und der Lymphe gestört, der ganze Arm schwillt an. Durch die erzwungene Untätigkeit lassen die Schmerzen langsam nach, treten aber oftmals bei stärkerer Belastung wieder auf. Die Basis des ersten Mittelhandknochens, die sich im Laufe der Zeit am unteren Teil des Daumenballens tasten läßt, wölbt sich vor und schmerzt auf Druck.

Die Arthrose des Daumensattelgelenkes (Fachbegriff: Rhizarthrose) ist häufig, schwere Verlaufsformen sind jedoch relativ selten. Nur für Arbeiten, die eine sehr hohe Belastung des Gelenkes erforderlich machen (z.B. anstrengende Putzarbeiten, Einsortieren schwerer Bücher) besteht eine Einschränkung.

Trotz der Schwellung und Rötung des Daumenballens handelt es sich nicht um eine, im eigentlichen Sinne rheumatische, entzündliche Erkrankung, die Hauptursache liegt, wie bei den anderen Arthrosen, in der mechanischen Abnutzung, die eine Entzündung hervorruft.

Bleiben die Beschwerden über längere Zeit bestehen, so sollten Sie Ihren Hausarzt aufsuchen. Er wird, wenn er noch Zweifel an der Diagnose hat, eine Laboruntersuchung und eine Röntgenaufnahme anfertigen lassen. Ist die Symptomatik sehr ausgeprägt, so wird er Sie zum Orthopäden überweisen. Es kann auch eine spezielle neurologische Erkrankung vorliegen, das *Karpaltunnelsyndrom.* Wenn die Beschwerden im Daumen hauptsächlich nachts auftreten, Sie ein starkes Brennen verspüren und gleichzeitig Zeige-, Mittel- und Ringfinger taub werden, dann muß dieses Syndrom in Betracht gezogen werden. Ursächlich liegt dieser Erkrankung eine Einengung des Nervs, der sich durch die Innenfläche des Handgelenkes zieht (Nervus medianus), zugrunde. Er kann durch ein das Handgelenk schützendes Band gedrückt werden. Durch die Bettwärme wird die Hand mehr durchblutet und schwillt an, der Nerv kommt unter

Druck. Nicht immer sind diese Schmerzen nur aufgrund der orthopädischen Untersuchung gegenüber der Daumensattelgelenksarthrose abgrenzbar. Besteht der Verdacht, daß ein Karpaltunnelsyndrom vorliegt, so wird der behandelnde Arzt eine gezielte neurologische Untersuchung (Elektromyogramm, EMG) veranlassen.

Die Behandlung

Haben Sie die Beschwerden im Daumenballen nach einer stärkeren Anstrengung bekommen, so sollten Sie für einige Zeit die auslösende Bewegung und andere Belastungen der betroffenen Hand meiden. Kühlen Sie Ihren Daumen. Legen Sie einen Plastikbeutel mit Eisstücken für ca. 20 Minuten auf das Daumensattelgelenk. Wiederholen Sie diese Eispackung mehrmals am Tage. Danach können Sie eine kühlende Heparinsalbe oder ein Gel auftragen, ein entsprechender Salbenverband kann auch über Nacht verbleiben. In den meisten Fällen werden Sie bereits am nächsten Tag eine deutliche Linderung verspüren. Sind die Beschwerden sehr akut, so können Sie auch ein oder zwei Aspirintabletten (ASS) einnehmen. Lassen die Schmerzen wieder nach, so sollten Sie kühle Umschläge mit Heilerde, Quark oder verschiedenen, in der Apotheke erhältlichen Pasten (Enelbin-Paste, Kytta-Balsam) machen. *Vermeiden Sie Wärmeanwendungen in der akuten Phase der Arthrose.*

Lindert die Selbstbehandlung nicht Ihre Schmerzen, so suchen Sie einen Arzt auf. In seltenen Fällen kann auch eine entzündliche Erkrankung, z.B. eine Gicht, die Beschwerden verursachen. Sind Stoffwechselstörungen oder echte rheumatische Erkrankungen ausgeschlossen, so wird Ihr Arzt wahrscheinlich versuchen, eine Besserung durch kurzfristiges Ruhigstellen zu erzielen. Das einfachste Verfahren ist die Anfertigung einer Gipsschiene, die Sie zum Waschen und Duschen abnehmen können. Die Schiene ist in wenigen Minuten herzustellen, und kann auch nach Abklingen des akuten Anfalls in Ihrer Hausapotheke verbleiben. Möglicherweise verordnet Ihnen Ihr Arzt ein stärker wirksames Antirheumatikum, z.B. Diclofenac oder Indometacin, um die Entzündung zu beseitigen.

Bleiben bei der Bewegung des Daumens Beschwerden bestehen, und neigt der Daumen zu einer Fehlstellung, d.h. zu einer Verbreiterung der Hand an der Basis des ersten Mittelhandknochens, so kann die Verordnung einer daumenstützenden Bandage (Mittelhand- oder Daumenorthese) sinnvoll sein. Diese Bandage erhalten Sie bei einem Orthopädietechniker.

Physikalische Therapie Physikalische Behandlungen ergänzen das bisher dargestellte Spektrum der Therapie. Bewährt haben sich Reizstrombehandlungen, bei denen ein entzündungshemmendes Medikament durch die Haut in das Gewebe eingebracht wird (Iontophorese). Günstig wirken auch Ultraschallbehandlungen, bei denen die von einem Schallkopf ausgesandten, nicht hörbaren Wellen schmerzlindernd und stoffwechselaktivierend wirken. Ergänzt werden können diese Therapieformen durch eine Eisbehandlung und spezielle Bewegungsübungen.

In der akuten Phase wirkt eine ein- oder zweimalige Injektion mit einem Kortisonpräparat wahre Wunder. Da hierbei nur wenige Milligramm verwendet werden, sind die allgemeinen Nebenwirkungen des Kortisons zu vernachlässigen.

Operation Nur wenn alle Maßnahmen unzureichend sind und die Schmerzen weiterhin unerträglich bleiben, kommt eine Operation in Frage. Der Handchirurg legt das Gelenk frei und führt einen plastischen Eingriff durch. Je nach Situation wird er entweder die Gelenkflächen glätten oder das an den ersten Mittelhandknochen grenzende große Vieleckbein entfernen. Durch eine spezielle operative Technik, dem Einfügen von Weichteilen oder Kunstgewebe, läßt sich ein neues Gelenk formen. Die Ergebnisse dieser operativen Behandlung sind sehr gut. Wird die Operation von einem geübten Handchirurgen ausgeführt, so ist nicht mit wesentlichen Nebenwirkungen zu rechnen. Nach sechs bis zwölf Wochen ist der Daumen wieder weitgehend schmerzfrei beweglich. Die Kraftentfaltung verbessert sich im Laufe der darauffolgenden Zeit.

Was Sie selbst tun können

Hinweise für die Behandlung der aktivierten Daumengrundgelenksarthrose finden Sie auf S. 77. Sind die Beschwerden nicht akut, so können Sie therapeutische Wärme anwenden. Temperierte Handbäder und Bewegungsübungen verbessern die Greiffähigkeit des Daumens. Eine Linderung können Sie auch mit der folgenden Übung erzielen.

Übung Greifen Sie mit der gesunden Hand den betroffenen Daumen und ziehen Sie ihn ganz leicht in Längsrichtung. Dabei dehnen Sie die Gelenkkapsel. Nun spreizen Sie den Daumen unter Zug von der Hand weg und führen ihn ebenfalls unter Zug an die Handinnenfläche. Machen Sie diese Übung mehrmals täglich. Liegt nur eine leichte Form der Arthrose vor, so werden Sie bemerken, daß nach einigen Tagen der Daumen wieder besser beweglich ist (s. Abb. 23).

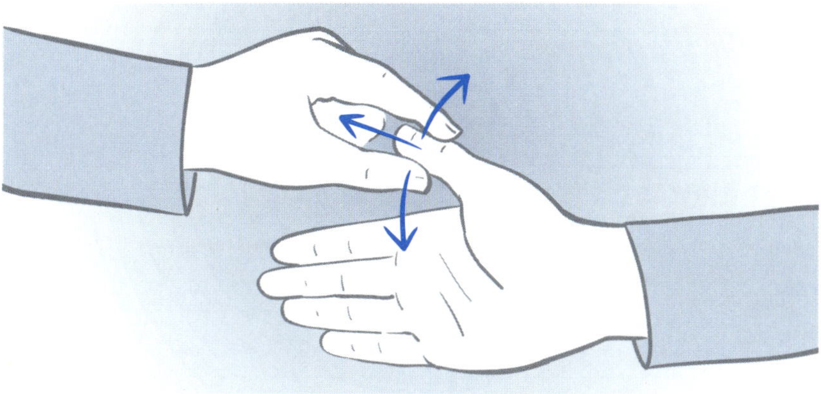

Abb. 23: Bewegungsübungen unter Zug verbessern den Stoffwechsel und die Belastbarkeit des Daumensattelgelenkes.

Keine starken Beanspruchungen Die beim Greifen auftretenden Schmerzen sind ein Zeichen für die verminderte Belastbarkeit des Gelenkes. Versuchen Sie, stärkste Beanspruchungen des Daumensattelgelenkes zu vermeiden. Einfache Hilfsmittel, wie z.B. Gummihütchen, die man über zu öffnende Gläser stülpt, können den Daumen bei der täglichen Arbeit im Haushalt entlasten. Vielleicht können Sie auch einseitige Arbeiten mit der anderen Hand ausführen. Haben Sie beim Zudrehen von Wasserhähnen oder bei der Arbeit an Maschinen immer wieder Probleme, so überlegen Sie, ob sich nicht durch den Austausch der Hähne oder Schalter eine leichtere Gängigkeit erreichen läßt. Sie können den Griff auch vergrößern, um eine bessere Angriffsfläche zu haben.

Mit Ihrer eigenen und der medizinischen Behandlung werden Sie die Beschwerden soweit lindern können, daß Ihnen Funktion, Kraft und Geschicklichkeit weitgehend erhalten bleiben.

Das Handgelenk

Das Handgelenk wird von Handwurzelknochen, Elle und Speiche gebildet. Die Speiche weist auf der körperfernen Seite eine leichte Wölbung nach innen auf. Ihr gegenüber stehen als seitliche, ellenwärtige Begrenzung, das Ellenköpfchen und in Richtung der Hand, die Handwurzelknochen (insbesondere das Kahnbein, das Mondbein und das Dreiecksbein). Durch die eigentümliche Konstruktion ist das Handgelenk einem Kugelgelenk angeglichen, Bewegungen sind sowohl in Richtung Beugung und Streckung, als auch in ellen- und speichenwärtiger Richtung möglich.

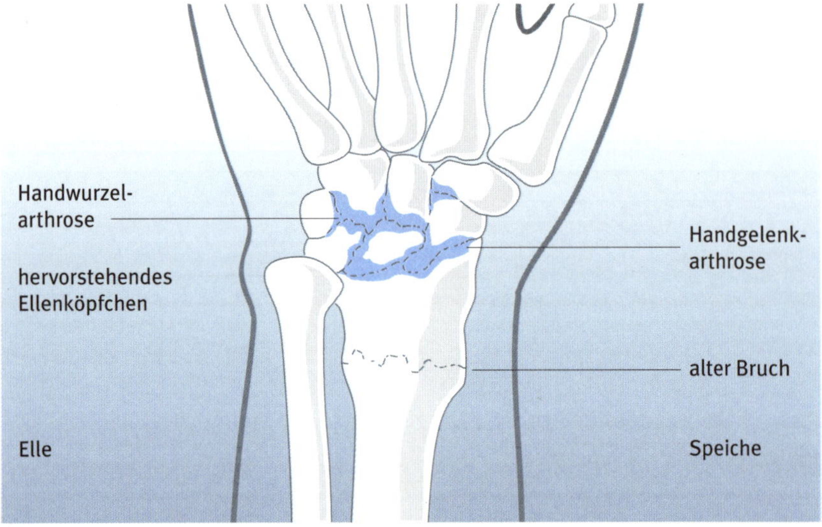

Abb. 24: Die Handgelenk- und Handwurzelarthrose ist nicht selten Folge einer knöchernen Verletzung, z.B. eines Speichenbruchs

Der Verschleiß des Handgelenkes ist nicht so häufig wie die Arthrose des Daumensattelgelenkes. Zumeist liegen der Handgelenkarthrose Fehlstellungen zugrunde, die Folge von Unfällen sind (Abb. 24). Bei einem Sturz fangen wir uns mit der Hand ab, die Last wird vom Handgelenk auf die Speiche übertragen. Wenn wir sehr stark oder ungünstig fallen, bricht die Speiche. Dabei wird auch der Gelenkknorpel gedrückt und in seiner Funktion beeinträchtigt. Die Speiche kann sich als Folge des Bruches verkürzen. Das Ellenköpfchen tritt seitlich hervor, die normale Gelenkmechanik wird gestört.

Besonders schwerwiegende Folgen haben Veränderungen an den Handwurzelknochen. Nicht selten bricht auch das Kahnbein durch einen Sturz. Da dieser kleine Knochen nur schlecht heilt, kann der Bruchspalt bestehen bleiben. Im Laufe der Zeit bildet sich ein sogenanntes »Falschgelenk« *(Pseudarthrose)* aus. Die Kraftübertragung von der Hand auf den Arm wird gestört, es verbleibt eine Instabilität, die im Laufe der Zeit erhebliche Schmerzen bereitet. Durch das Falschgelenk wird die Entstehung einer schweren Handgelenk- und Handwurzelarthrose vorprogrammiert.

Die Symptome

Das erste Zeichen einer Handgelenkarthrose ist die schmerzhafte Einschränkung der Beweglichkeit des Handgelenkes. Diese macht sich zuerst beim Aufstützen auf die Hand bemerkbar. Auch die ellen- oder speichenwärtigen Bewegungen lassen sich nicht mehr so problemlos wie an der gesunden Seite ausführen. Nur in seltenen Fällen schwillt das Handgelenk an. Die Beschwerden treten nur nach schweren Arbeiten und extremen Bewegungen auf. Trotz der Einschränkung der Beweglichkeit ist die Gesamtfunktion der Hand nur wenig beeinträchtigt. Menschen, die an einer Handgelenkarthrose leiden, sind im allgemeinen in der Lage, gut mit den Beschwerden zurechtzukommen. Sie vermeiden die schmerzenden Bewegungen und stabilisieren das Gelenk über eine Anspannung der Streck- und Beugemuskulatur.

Liegt eine stärkere Bewegungseinschränkung vor oder sind Schmerzen vorhanden, so sollte der Arzt aufgesucht werden. Da die alleinige äußere Untersuchung keinen Aufschluß über die Ursache der Bewegungseinschränkung gibt, müssen Röntgenbilder, evtl. auch Spezialaufnahmen zum Ausschluß einer Verletzung des Kahnbeins, angefertigt werden. Ist die Ursache der Beschwerden nur in der Abnutzung zu sehen, dann kann mit konservativen Mitteln ein guter Erfolg erreicht werden. Erkennt man hingegen eine Erkrankung der Handwurzelknochen, einen alten, übergangenen Kahnbeinbruch oder eine Veränderung des Mondbeins, so ist die Vorstellung bei einem spezialisierten Handchirurgen angezeigt. Er kann beurteilen, ob ein operativer Eingriff (z.B. Verschraubung, Knochentransplantation, Elektrostimulation) erfolgversprechend ist.

Die Behandlung

Wie auch bei den Arthrosen der Finger und des Daumensattelgelenkes kommen die allgemeinen Maßnahmen wie Kühlung, Salbeneinreibungen, Pastenumschläge usw. in Frage. Näheres können Sie dort nachlesen. Wichtig ist die Stabilisierung des Handgelenkes, um die schmerzhaften Bewegungen zu vermeiden. Das Wickeln mit einer 4 cm breiten, elastischen Binde oder das Tragen einer einfachen Handgelenklederbandage mit Daumenschlaufe (aus dem Sanitätshaus) schaltet einen großen Teil der schmerzhaften Bewegungen aus. Die Bandage kann bei einer stärkeren Arthrose auch auf Dauer getragen werden. Reicht diese einfache Handgelenkbandage alleine nicht aus, so kann eine Spezialanfertigung nach Gipsabdruck erforderlich werden. Mit dieser anatomisch angepaßten Orthese wird das Gelenk stabilisiert. Nun können mit der Hand auch wieder gröbere Arbeiten verrichtet werden.

Bei der aktivierten Handgelenkarthrose kann eine einmalige Kortisoninjektion die Beschwerden längerfristig bessern.

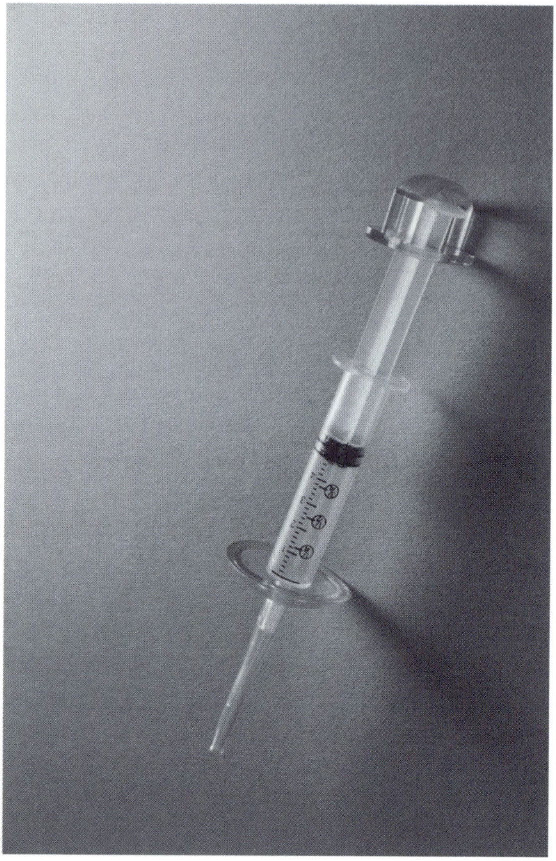

Liegt eine komplette arthrotische Zerstörung des Handgelenkes mit wiederkehrenden Schmerzen vor, so kommt auch die operative Versteifung in Frage. Zwar wird dabei die noch vorhandene Restbeweglichkeit ausgeschaltet, funktionell ergibt sich dadurch aber kein Nachteil, da die Schmerzen die effektive Benutzung der Hand ohnehin stark beeinträchtigten.

Was Sie selbst tun können

Die Handgelenkarthrose bereitet in Ruhestellung im allgemeinen keine Beschwerden. Da sich bei schwerer Arbeit die Schmerzen verstärken und die Arthrose fortschreitet, sollten Sie, soweit wie möglich, auf belastende körperliche Arbeiten verzichten. Vielleicht können Sie Ihre Arbeit umorganisieren oder sich in der gleichen Firma an einen anderen Arbeitsplatz versetzen lassen, um stärkste Beanspruchungen des Handgelenkes auszuschließen. Das wird nicht immer möglich sein. Dann sprechen Sie mit Ihrem Arzt über die Verordnung einer anatomisch geformten Handgelenksbandage.

Nicht aufstützen Provozieren Sie den Schmerz nicht. Versuchen Sie nicht, durch Aufstützen des Gewichtes in starker Beugung oder Überstreckung des Gelenkes eine Besserung zu erzielen. Sie werden das Gegenteil erreichen.

Bewegungsübungen Im Gegensatz zum Aufstützen sind Bewegungsübungen in warmem Wasser mit Zusatz von muskelauflockernden Präparaten angezeigt. Mit leichtem Zug an den Langfingern der schmerzenden Hand und mit kreisenden Bewegungen erweitern Sie das Bewegungsspiel des arthrotischen Handgelenkes. Führen Sie diese Übung täglich fünf Minuten lang durch.

Eiskompresse Haben Sie nach einer Belastung im Laufe des Nachmittags oder Abends stärkere Schmerzen, so verwenden Sie statt des Bades eine Eiskompresse, die Sie in der Apotheke erhalten. Nach zehn bis fünfzehnminütiger Auflage lassen die Schmerzen meist nach. Legen Sie bei einer so langen Anwendung ein Küchenhandtuch zwischen die Eiskompresse und die Haut, da sonst leicht eine Unterkühlung entstehen kann (s. S. 52). Um die Durchblutung der Hand nicht zu gefährden, empfiehlt es sich, die Kompresse vom Handrücken aus anzulegen und die Handgelenkinnenfläche frei zu lassen.

Die Prognose ist immer dann günstig, wenn es Ihnen gelingt, auf diejenigen Tätigkeiten zu verzichten, die den Schmerz auslösen. Damit leisten Sie auch den besten Beitrag für eine weitere gute Funktionsfähigkeit von Hand und Handgelenk.

Das Ellenbogengelenk

Das Ellenbogengelenk wird vom Oberarm mit der inneren und äußeren Oberarmrolle, dem Ellenbogen und dem Speichenköpfchen gebildet. Das Gelenk selbst ist sehr kompliziert aufgebaut. Mit ihm ist sowohl die Beugung und Streckung im Ellenbogen als auch die Umwendbewegung im Handgelenk und Unterarm möglich. Diese Umwendbewegung wird vom Speichenköpfchen ausgeführt, das rund ist und direkt am Gelenk durch

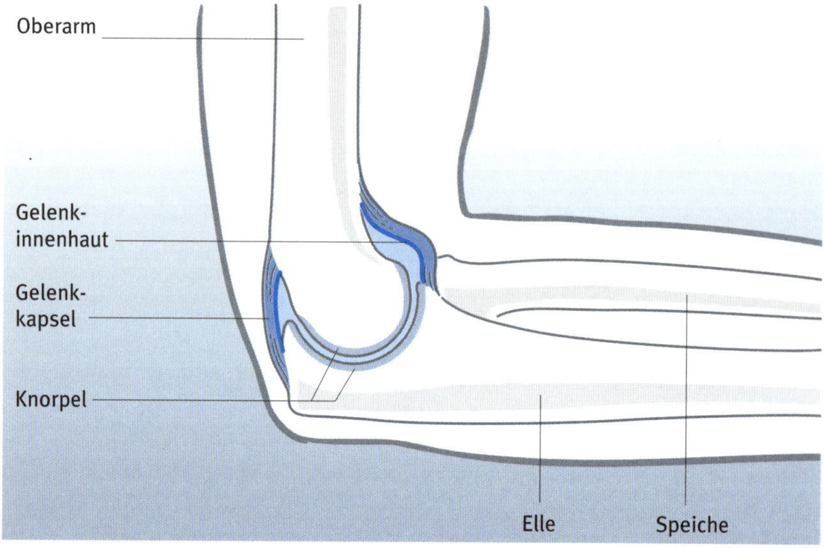

Abb. 25: Das Ellenbogengelenk ermöglicht neben der Beugung und Streckung auch die Umwendbewegung des Unterarmes. Es wird aus Elle, Speiche und den Gelenkrollen des Oberarms gebildet.

ein Ringband gehalten wird. Während der Ellenbogen die Beugung und Streckung des Unterarms ermöglicht, können wir die Speiche im Ringband drehen.

Am Ellenbogengelenk entstehen Arthrosen selten spontan. Meist gehen einem Gelenkverschleiß Verletzungen dieses komplizierten Gelenkes voraus. So sind Brüche oberhalb des Gelenkes im Kindesalter häufig *(suprakondyläre Frakturen)*. Diese können Fehlstellungen verursachen, die einzelne Teile des Gelenkes stärker belasten. Beim Sturz auf die nach hinten abgewinkelte Hand wird, bei gebeugtem Ellenbogen, das Speichenköpfchen stark belastet. Es muß den Sturz abfangen. Dadurch können Teile des ringförmigen Köpfchens meißelförmig abgesprengt werden. Diese Meißelbrüche beeinträchtigen, teils von Beginn an, teils auch erst im Laufe von vielen Jahren, die Umwendbewegung der Hand und führen so zu einer deutlichen Funktionseinbuße. Auch Brüche der Unterarmknochen, der Elle und Speiche, können die Umwendbewegung stören.

Die Entwicklung der Ellenbogengelenkarthrose findet sich überdurchschnittlich häufig bei Menschen, die eine schwere körperliche Arbeit ausführen, insbesondere bei Personen, die an vibrierenden Maschinen, z.B.

Preßlufthämmern, arbeiten. Wurden solche Arbeiten über viele Jahre ausgeführt, so wird die Arthrose als Berufskrankheit anerkannt.

Die Symptome

Das erste Symptom der Ellenbogengelenkarthrose ist eine meist schmerzlose Einschränkung der Streckung und Beugung. Schreitet der Gelenkverschleiß fort, so kann auch die Umwendbewegung behindert sein. Die Ellenbogengelenkarthrose verschlimmert sich meist nur langsam, sie ist relativ gutartig. Selbst wenn es zu einer Bewegungseinschränkung von zehn oder zwanzig Grad in der Streckung und Beugung kommt, so kann die überwiegende Anzahl aller Arbeiten auch weiterhin ausgeführt werden, da die Restbeweglichkeit, die Endbeugung und -streckung, nicht unbedingt erforderlich ist. Die Lebensqualität wird durch eine solche Einschränkung nicht wesentlich beeinträchtigt.

Schmerzen am Ellenbogengelenk werden weit häufiger durch eine Knochenhautentzündung am speichen- oder ellenwärtigen Oberarmknorren ausgelöst. Umgangssprachlich haben sich die Bezeichnungen Tennisellenbogen und Golferarm eingebürgert, der Arzt spricht von einer *Epikondylitis*. Die Beschwerden treten beim festen Zupacken, Heben und Tragen auf, sie sind an der Innen- oder Außenseite des Ellenbogens lokalisiert. Im Gegensatz zur Arthrose ist die Beweglichkeit nicht eingeschränkt. Das Gelenk schwillt auch nicht an. Die Röntgenaufnahme räumt letzte Zweifel an der Diagnose aus: Das Gelenk ist vollkommen intakt. Dieses harmlose, aber lästige Krankheitsbild heilt immer aus. Der Heilungsvorgang wird beschleunigt, wenn die auslösende Bewegung oder Tätigkeit (z.B. Tennis, Golf, handwerkliche Arbeiten) für einige Zeit aufgegeben wird. Sinnvoll sind physikalische Behandlungen mit Eis, Ultraschall, Elektrotherapie und Quermassage. Auch die Injektion eines schwachen Kortisonpräparates kann die Ausheilung beschleunigen.

Die Behandlung

Der Arzt orientiert sich an den allgemeinen Richtlinien zur Behandlung von arthrotischen Gelenkerkrankungen. Eine spezifische Therapie des Ellenbogengelenkverschleißes existiert nicht. Je nach Befund sind physikalische Maßnahmen wie Wärme, Kälte, Elektrotherapie, Krankengymnastik und auflockernde Massage angezeigt. Operative Eingriffe sind in den allermeisten Fällen nicht erfolgversprechend. Der Einbau eines Kunstgelenkes bei der Arthrose des Ellenbogengelenkes kommt nur in Ausnahmefällen in Frage. Hierzu sind schwerste arthrotische Einsteifungen, unfallbedingte Gelenkzerstörungen und rheumatische Erkrankun-

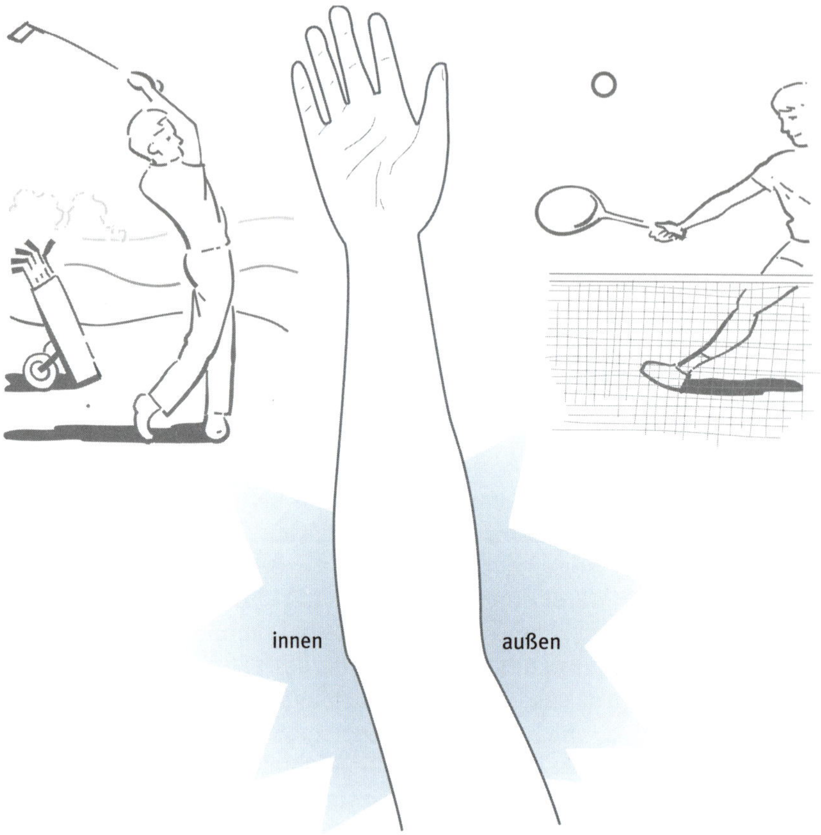

Abb. 26: Nicht mit der Ellenbogenarthrose zu verwechseln: Tennisellenbogen und Golferarm.

gen zu rechnen. Die Operation wird von wenigen Spezialisten durchgeführt, sie ist kein Routineeingriff.

Was Sie selbst tun können

Wesentlich ist auch hier wieder, sich von schwerster Tätigkeit zu entlasten und die Arbeit an vibrierenden und rückschlagenden Maschinen (z.B. Preßlufthammer) aufzugeben. Einseitig statische Tätigkeiten, die überwiegend nur eine Muskelgruppe beanspruchen und das Ellenbogengelenk in einer bestimmten Position halten, sind ebenfalls ungünstig. Sie sollten den noch vorhandenen Bewegungsspielraum vollständig nutzen. Zur Auflockerung der Muskulatur können, bei der ruhenden Arthrose, ein warmes Ellenbogenbad oder warme Umschläge empfohlen werden. Wenn Sie selbst den Eindruck haben, daß Sie nicht weiterkommen, so fragen Sie Ihren Arzt, ob eine Krankengymnastik zur Verbesserung der Beweglichkeit beitragen könnte. Bei der aktivierten Ellenbogengelenkarthrose, die mit einer Überwärmung und starken Schmerzen einhergeht, sollten alle Maßnahmen der akuten Arthrosebehandlung mit Kälteanwendung und medikamentöser Unterstützung angewendet werden.

Abschließend sei noch einmal darauf hingewiesen, daß eine Ellenbogengelenkarthrose nur eine geringe Tendenz zur Verschlechterung hat. Man kann nicht vom Arzt verlangen, daß er die Beweglichkeit wieder hundertprozentig herstellt. Nicht selten werden aus dieser verständlichen, aber übersteigerten Erwartungshaltung heraus operative Eingriffe geplant, deren Erfolg unbefriedigend ist. Die Beweglichkeit kann nach einem solchen Eingriff schlechter als zuvor sein. Nur selten wird man sich zum Ersatz des Ellenbogengelenks durch eine Endoprothese entschließen.

Das Schultergelenk

Das Schultergelenk ist das beweglichste Gelenk des menschlichen Körpers. Es ist ein Kugelgelenk, das die Bewegung des Oberarmes in allen Ebenen zuläßt. Der Oberarmkopf ist im körperzugewandten Teil kugelig ausgeformt, die Gelenkpfanne ist nur sehr klein und steht fast senkrecht zum Schulterblatt. Der Oberarmkopf wird nur durch die Muskulatur und den Zug der die Schulter umgebenden Sehnen gehalten. Der Weichteilaufbau der Schulter ist sehr kompliziert. Durch die große Anzahl unterschiedlicher Bewegungen können leicht Störungen in der muskulären Koordination auftreten. Die Anfälligkeit der Schulter liegt nicht so sehr in einer möglichen Abnutzung des eigentlichen Schultergelenkes, sondern eher in einer herabgesetzten Belastbarkeit der die Schulter stabilisierenden Muskeln und Sehnen.

Neben dem Gelenk zwischen Schultergelenkpfanne und Oberarmkopf liegt das Schultereckgelenk, das die Verbindung vom Schlüsselbein zur Schulterhöhe herstellt. Dieses Gelenk kommt besonders bei sehr starker Abspreizung unter Druck. Werden Arbeiten oder sportliche Betätigungen über Kopf ausgeführt, so ist das Schultereckgelenk einer besonderen Belastung ausgesetzt. Hier kann sich eine Arthrose entwickeln.

Auch am anderen Ende des Schlüsselbeins, das an das Brustbein grenzt, können durch starke Beanspruchungen Abnutzungen entstehen. Dieses

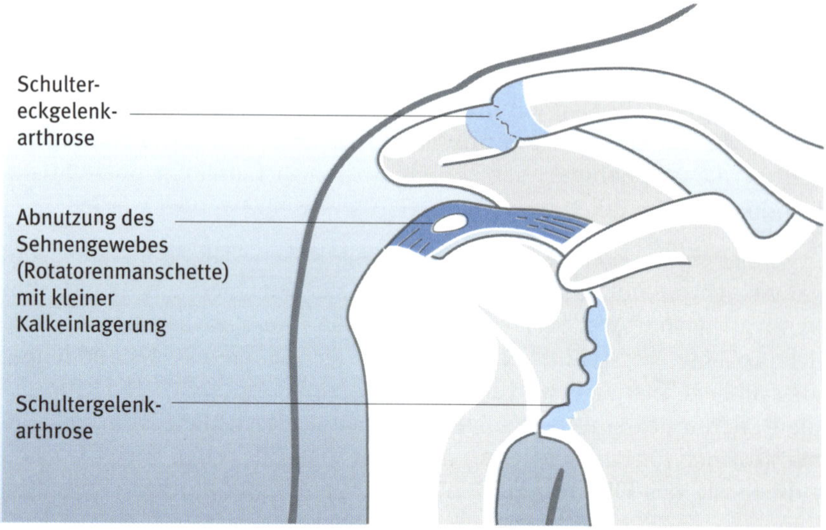

Abb. 27: Schultergelenkbeschwerden können verursacht sein von einer Arthrose des Schultergelenkes, einer Arthrose des Schultereckgelenkes oder einer Abnützung des Weichteilmantels der Schulter.

Schlüsselbein-Brustbeingelenk ist die einzige knöcherne Verbindung zwischen dem Schultergürtel und dem Rumpf. In der Regel ist das Gelenk auf der Seite der Arbeitshand stärker gefordert, deshalb finden sich hier auch überwiegend Abnutzungen.

Die Arthrosen des Schultergelenkes, des Schultereckgelenkes und des Schlüsselbein-Brustbeingelenkes spielen bei weitem keine so große Rolle wie der Verschleiß an den unteren Extremitäten, die dauernd der Last des Körpers ausgesetzt sind. Es ist eine Besonderheit des Schultergelenkes, daß sich die Veränderungen durch Alter und Überbelastung hauptsächlich an den Sehnen, am Schleimbeutel und der Gelenkkapsel abspielen. Häufig sind Veränderungen der »Rotatorenmanschette«, einer sehnigen Platte, die von den Muskeln, die für die Drehung des Oberarmes verantwortlich sind, gebildet wird. Hier entstehen leicht Einrisse, die zu einer erheblichen Funktionseinbuße der Schulter führen. Bei einem ausgedehnten Riß dieser Sehnenplatte kann der Oberarm nicht mehr angehoben werden. Es entsteht eine sogenannte »Pseudolähmung«. Kleinere Einrisse können durch gezielte Krankengymnastik kompensiert werden.

Besonders anfällig ist die Supraspinatussehne, die zwischen Oberarmkopf und Schulterdach läuft. Diese Sehne, die mit dem gleichnamigen Muskel die Abspreizung des Oberarms bewirkt, wird im Laufe des Lebens häufig zwischen Oberarmkopf und Schulterdach eingeklemmt. Ein Schleimbeutel schützt die Sehne vor direktem Knochenkontakt. Durch kleine Verletzungen als Folge wiederkehrender Einklemmungen kann es im Laufe der Zeit zu Einblutungen in den Schleimbeutel oder in das umgebende Gewebe kommen. An diesen Stellen lagern sich mit der Zeit Kalkkristalle ein. Die Ablagerungen führen zu einer zusätzlichen Raumbeengung unterhalb des Schulterdaches. Schmerzen treten bei der Abspreizung und Drehung im Schultergelenk auf. Auch unbewußte Bewegungen im Schlaf können heftige Beschwerden hervorrufen. Die Erkrankung, die oftmals chronisch verläuft, wird verschieden bezeichnet, man spricht von einer PHS *(Periarthropathia humero-scapularis)*, Supraspinatussehnensyndrom oder Impingementsyndrom.

Aus der chronischen Krankheit kann sich ein akutes Leiden entwickeln. Aus irgendeinem Anlaß, einem kleinen Sturz, dem Tragen oder Heben schwerer Lasten, einer Muskeltonuserhöhung, durch Zugluft oder Kälte, wird die Sehne noch stärker als sonst gedrückt. Nun entsteht eine sehr schmerzhafte Schultersteife. Der Arm kann nicht mehr oder nur unter stärksten Schmerzen abgespreizt werden. Die *akute Schultersteife* muß zu den dringlichen, orthopädischen Krankheiten gerechnet werden, da bei Verschleppung der Behandlung eine lang anhaltende Bewegungseinschränkung entstehen kann.

Die Arthrose des Schulter- und Schultereckgelenkes dagegen ist eine chronische Erkrankung, die nur in Ausnahmefällen das Bild der hochakuten Schultersteife zeigt. Im allgemeinen klagen Patienten mit einer Schulterarthrose über eine leichte Einschränkung der Beweglichkeit und mäßige Schmerzen, diese treten besonders nach einer Belastung auf. Häufig wird auch eine intensive sportliche Betätigung, z.B. Tennisspielen, als Auslöser angegeben. Bei diesem Spiel wird der Oberarmkopf in der Schultergelenkspfanne heftig bewegt, das Schultereckgelenk gerät häufiger unter Druck als unter normalen Bedingungen.

Die Symptome

Sollten Sie unter starken Schulterschmerzen leiden, so können Sie selbst nicht erkennen, ob die Ursache eine aktivierte Arthrose des Schultergelenkes oder eine Veränderung der Muskeln und Sehnen ist. Um einem möglichen Schaden vorzubeugen, sollten Sie Ihren Arzt aufsuchen.

Die Behandlung

Ihr Hausarzt oder Orthopäde wird anhand der Untersuchung feststellen, ob es sich um eine Veränderung des Schultergelenkes oder der umgebenden Muskeln und Sehnen handelt. Wahrscheinlich wird er eine medikamentöse Behandlung mit Antirheumatika in Zäpfchen- oder Tablettenform einleiten. In hochakuten Fällen kann die Einspritzung eines Gemisches aus einigen Milligramm Kortison und einem lokalen Betäubungsmittel in die Schulter notwendig sein. Hiermit läßt sich eine sofortige Linderung und eine erhebliche Verbesserung der Beweglichkeit erreichen. Dies gilt sowohl für die Erkrankungen, die von dem umgebenden Weichgewebe ausgehen, als auch für die aktivierte Arthrose. Manchmal kann alleine die medikamentöse Behandlung die Beschwerden zum Abklingen bringen, das ist jedoch nicht die Regel. Vielmehr wird Ihr Arzt Ihnen Krankengymnastik oder Bewegungsübungen in Kombination mit Eis verordnen. *Wärme ist beim akuten arthrotischen Reizzustand der Schulter unbedingt zu vermeiden!* Sobald die Schmerzen etwas abgeklungen sind, kann sich eine niedrigdosierte Ultraschallbehandlung anschließen. Diese bewirkt eine Mikromassage der oberflächlichen und der tieferliegenden Muskelschichten und der Gelenkkapsel. Schmerzlindernd wirkt die zusätzliche *Anwendung diadynamischer Ströme* oder die sogenannte *Hochvolttherapie,* ein elektromedizinisches Verfahren.

Gute Chancen bei der Schultergelenksarthrose

Die Behandlung einer Schultergelenksarthrose, die zu einer Bewegungseinschränkung geführt hat, erstreckt sich meist über einen längeren Zeitraum. Durch intensive physikalische und krankengymnastische Therapie wird versucht, das Bewegungsspiel der Schulter wieder zu erweitern. Dabei können kleinere Einschränkungen beim Abspreizen und bei der Innen- und Außendrehung des Armes in Kauf genommen werden. Im täglichen Leben sollte allerdings keine Behinderung mehr verbleiben.

Ein künstlicher Gelenkersatz der Schulter ist nur bei Patienten angezeigt, bei denen Kopf und Pfanne durch die Arthrose weitgehend zerstört sind. Vorausgegangen sind meist schwere Verletzungen mit Trümmerbrüchen des Oberarmkopfes.

Häufiger erfolgen dagegen Eingriffe zur Rekonstruktion des Weichteilmantels, zum Beispiel die Naht der Rotatorenmanschette. Bei entsprechender Indikation *(Impingementsyndrom)* hat sich die Erweiterung des

Raums zwischen Schulterdach und Oberarmkopf durch Arthroskopie oder offene Operation bewährt. Dabei wird der dem Oberarmkopf zugewandte Teil des Schulterdachs ausgefräst und der Engpaß beseitigt *(Akromioplastik)*. Die Supraspinatussehne hat nun ausreichend Platz, um zwischen Oberarmkopf und Schulterdach zu gleiten. Nach einer erfolgreichen Operation nimmt die Beweglichkeit der Schulter zu, während die Schmerzen verschwinden.

Was Sie selbst tun können

Sie werden bereits bemerkt haben, wie wichtig Bewegung für die Schulter ist. Wenn Sie aufrecht stehen und die Arme herabhängen lassen, so faltet sich die Schultergelenkkapsel in der Achselhöhle zusammen. Sie besteht aus einem feinen Häutchen, ähnlich der Mundschleimhaut, die sich bei abgespreiztem Arm zu einer erheblichen Größe von vielen Quadratzentimetern ausspannen kann.

Keine Ruhigstellung Die Gefahr der Schulterarthrose liegt nicht im Gelenkverschleiß selbst, sondern in Ihrer Reaktion auf den Arthroseschmerz. Ist die Ruhigstellung eines arthrosebetroffenen Gelenks fast immer richtig, so bewirkt diese Maßnahme an der Schulter das Gegenteil. Haben Sie starke, durch die Arthrose oder die Weichteile ausgelöste Schulterschmerzen und stellen den Arm für nur eine Woche in einem Dreieckstuch ruhig, so werden Sie hinterher viele Monate benötigen, um die frühere Beweglichkeit wieder zu erlangen.

Das oberste Behandlungsprinzip an der Schulter ist damit die Bewegung.

Diese Bewegung müssen Sie trotz des Schmerzes ausführen! Lassen Sie den Arm locker herabhängen und pendeln Sie hin und her. Die Wirkung wird verstärkt, wenn Sie eine halbgefüllte Wasserflasche dabei in die Hand nehmen. Sie erweitern damit den Raum zwischen Oberarmkopf und Schulterdach. Geht es Ihnen etwas besser, dann spreizen Sie den Arm ab, lassen Sie ihn kreiseln. Versuchen Sie auch bei rechtwinklig abgespreiztem Arm den Unterarm nach oben und unten zu bewegen. Sie drehen dadurch den Oberarmkopf in der Schultergelenkspfanne und dehnen die Gelenkkapsel. Ein Beispiel für eine entsprechende Übung finden Sie in Abb. 28.

Ist die Bewegung alleine zu schmerzhaft oder können Sie den Arm nicht mehr heben, so nehmen Sie die gesunde Hand zur Hilfe. Fassen Sie den kranken Arm am Handgelenk und heben Sie ihn mit dem gesunden Arm hoch. Führen Sie dann beide Arme über den Kopf. Wiederholen Sie diese

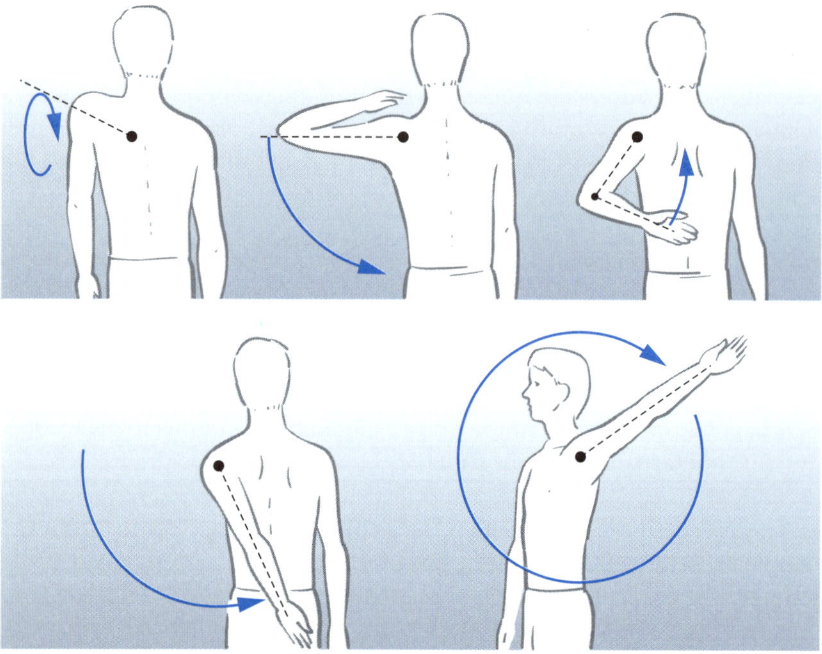

Abb. 28: Regelmäßige Übungen der Schulter beugen einer Einschränkung der Beweglichkeit vor. Vermeiden Sie auch bei Schmerzen der Schulter eine Ruhigstellung!

Übung mehrere Male. Sie können sich auch an einen Türrahmen stellen und diesen mit den Fingern des kranken Armes langsam »heraufkrabbeln«. Mit beiden Übungen entfalten Sie die Schultergelenkskapsel und verbessern den Stoffwechsel. Haben Sie dabei starke Schmerzen, so scheuen Sie sich nicht, ein oder zwei Tabletten Aspirin (ASS) oder ein anderes Schmerzmittel zu nehmen. Die kurzfristige Einnahme dieses Präparates erspart Ihnen möglicherweise eine längerfristige medikamentöse Therapie.

Eisbehandlung Kühlen Sie die Schulter. Sie können dazu Eiswürfel in einen Plastikbeutel geben oder ein Handtuch nehmen, das Sie feucht in das Tiefkühlfach gelegt haben. Wiederholen Sie diese Eisbehandlung mehrfach am Tage für zehn Minuten. Vermeiden Sie in jedem Fall die Auflage von Heizkissen, Wärmflasche oder die Anwendung von Rotlicht. Die Schmerzen könnten sonst unerträglich werden. Sprechen Sie die weitere Behandlung mit Ihrem Arzt ab.

Sportliche Betätigung Wenn Sie wissen, daß Sie eine Arthrose des Schultergelenkes haben, die nur wenig Beschwerden macht, so nutzen Sie den Ihnen verbleibenden Bewegungsspielraum aus. Gehen Sie ruhig häufig schwimmen, ohne daß Sie mit Gewalt versuchen, das letzte an Bewegung herauszuholen. Sie dürfen auch Tennis, Volleyball, Squash oder Handball spielen, sofern Sie Ihre Schulter bewußt einsetzen und jeglichen falschen Ehrgeiz vermeiden. Haben Sie nach dem Spiel noch längere Zeit Schmerzen, so sollten Sie mit Ihrem Arzt sprechen, ob die Ausübung dieses Sportes weiterhin möglich ist.

Keine schweren Lasten! Während Bewegungen ohne große Belastung sinnvoll sind, sollten Sie das Tragen schwerer Lasten und vor allem Überkopfarbeiten, soweit es irgend geht, vermeiden. Gerade durch diese Arbeiten können wiederkehrende, chronische Reizerscheinungen ausgelöst werden.

Die Prognose der Schultergelenksarthrose ist bei bewußter Lebensführung, regelmäßiger Gymnastik und der Vermeidung einer Überlastung gut. Die Lebensqualität wird durch sie nicht wesentlich eingeschränkt.

Die Arthrosen der unteren Extremitäten

Die Zehengelenke

Von den Zehengelenken ist das Großzehengrundgelenk am häufigsten von einer Arthrose betroffen. Es kommen auch Arthrosen an den anderen Zehengrund-, Zehenmittel- oder Zehenendgelenken vor. Die Beschwerden, über die die Patienten klagen, sind jedoch eher auf Fehlstellungen wie Hammerzehen, Spreizfüße und eine X-förmige Veränderung der Großzehen *(Hallux valgus)* zurückzuführen. Nicht selten bereitet der »durchgetretene Fuß« bei einer Spreizstellung der Mittelfußköpfchen erhebliche Schmerzen. Die Arthrosen bei Hammer- oder Krallenzehen entstehen durch diese Fehlstellungen.

Das Großzehengrundgelenk besteht aus dem kugeligen Kopf des ersten Mittelfußknochens und der Basis des Grundgliedes der Zehe. In diesem Gelenk kann sowohl gebeugt als gestreckt und in geringem Maße auch an- und abgespreizt werden. Ein sehr großer Teil der Last des Körpers wird bei jedem Schritt über das Großzehengrundgelenk abgewickelt. Wir stützen uns auf dem Mittelfußköpfchen der ersten Zehe ab und überstrecken gleichzeitig den Zeh beim Abrollen. Im Laufe der Zeit kann durch diese starke Beanspruchung ein mechanischer Abrieb des Gelenkknorpels erfolgen. Darüber hinaus wird die Entstehung der Großzehengrundgelenksarthrose durch das Tragen von zu engem und unelastischem Schuhwerk begünstigt, so daß sich das Gelenk an eine eingeschränkte Bewegung gewöhnt. Wird das Bewegungsspiel nicht voll ausgenutzt, so verschlechtert sich die Durchblutung und die Stoffwechselversorgung des Gewebes.

Auch das Fußballspielen trägt zur Entstehung dieser Arthrose bei. Die große Zehe ist beim Schlagen des Balles trotz des Schuhs einer erhöhten Belastung ausgesetzt. Langjährige Fußballspieler erleiden außer Knorpelprellungen auch oft kleinere knöcherne Verletzungen, wie z.B. Absprengungen der Basis des Grundgliedes der Großzehe. Für einen Fußballer, der seinen Sport einige Jahrzehnte ausgeübt hat, muß eine Arthrose dieses Gelenkes – und übrigens auch des oberen Sprunggelenkes – erwartet und als »normal« angesehen werden.

Die Symptome

Das Hauptsymptom der Großzehengrundgelenksarthrose ist die Steifheit der Zehe, die durch die Schrumpfung der Gelenkkapsel und die Abnutzung des Knorpels eintritt (Abb. 29). Diese Steifheit erweist sich beim Gehen als ausgesprochen störend. Winkeln wir den Großzeh beim normalen Gehen nach fußrückenwärts ab, so ist dies bei der versteiften Großzehe *(Hallux rigidus)* nicht möglich. Der Fuß muß über den Fußaußenrand abgerollt werden, das Gangbild wird unharmonisch und steif. Da sich dadurch die ganze Statik des Fußes und der Beine verändert, können Schmerzen im Mittelfuß, am Fußaußenrand, am Schienbein und den Hüften auftreten. Eine Großzehengrundgelenksarthrose hat also schwerwiegende Auswirkungen. Wenn Sie Ihren Arzt aufsuchen, so wird er erst andere Ursachen für Ihre Beschwerden ausschließen. Er wird Sie insbesondere auf das Vorliegen einer Gicht untersuchen und Ihnen Blut abnehmen. Stellt sich heraus, daß tatsächlich nur abnutzende Veränderungen vorhanden sind, dann sollte eine orthopädische Behandlung erfolgen.

Die Behandlung

Ziel der Therapie ist die Normalisierung des Gangbildes. Mittel sind orthopädietechnische Hilfen, die Einlage und die Schuhzurichtung. Der Fuß wird in eine Maßeinlage gebettet, dabei wird das Fußquergewölbe etwas angehoben. Die Köpfchen der Mittelfußknochen werden entlastet.

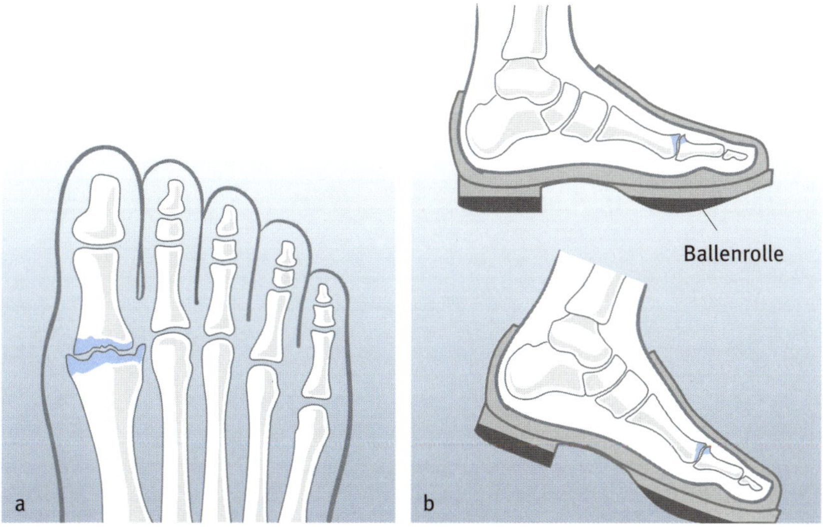

Abb. 29: a. Die Arthrose des Großzehengelenks führt zur Einsteifung der Zehe. b. Die Ballenrolle ermöglicht auch bei versteifter Zehe den Abrollvorgang.

Meist reicht die Einlagenversorgung jedoch nicht aus. In diesem Fall ist es sinnvoll, die normale Sohle des Schuhs etwa hinter dem Köpfchen des ersten Mittelfußknochens zu verändern und eine sogenannte Ballenrolle anzubringen (Abb. 29b). Dadurch kann der Fuß mit dem Schuh abrollen, ohne daß das Großzehengrundgelenk gebeugt wird. Eine ähnliche Rolle finden Sie auch an Holzschuhen, den sogenannten Clogs, da hier das Großzehengelenk nicht bewegt werden kann. Dank der Wölbung des Holzschuhes können Sie trotzdem normal gehen. Viele Patienten scheuen sich, eine solche kleine Rolle an der Sohle ihres Schuhes befestigen zu lassen. Sie befürchten, damit auf der Straße oder am Arbeitsplatz aufzufallen. Seien Sie unbesorgt, eine Ballenrolle fällt nicht auf. Ihr Gangbild wird sich jedoch wesentlich verbessern und die Schmerzen in den Füßen und Beinen werden nachlassen.

Vernachlässigt wird im allgemeinen die Zehengymnastik, auf die wir im nächsten Abschnitt zu sprechen kommen. Erweisen sich orthopädietechnische Versorgung und regelmäßige Bewegungsübungen als unzureichend, so kann ein operativer Eingriff erwogen werden. Dabei werden die Hälfte bis zwei Drittel des Grundgliedes der Zehe entfernt, und der entstehende Raum wird mit den umgebenden Weichteilen der Kapsel gefüllt. Man spricht von einer sogenannten *»gelenkplastischen Operation«* (der Fachbegriff lautet: Operation nach Brandes). Der funktionelle Erfolg ist in

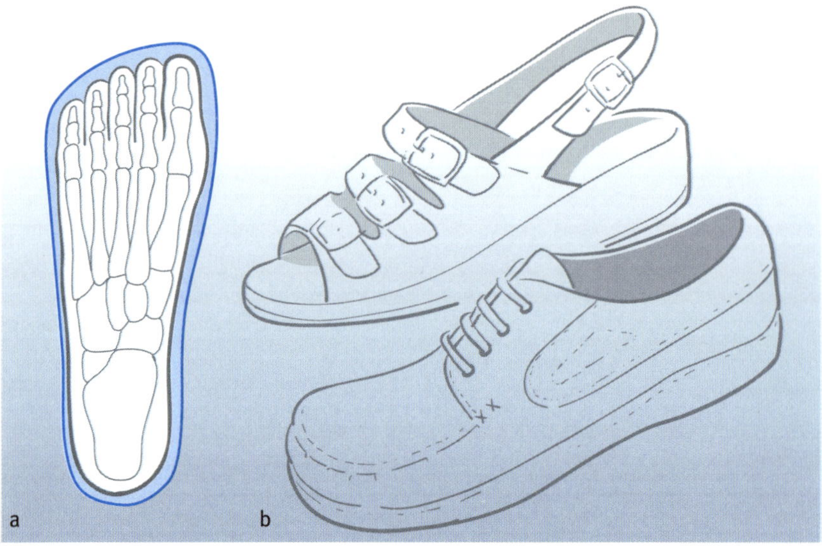

Abb. 30: Ein bequemer und weiter Schuh beugt der Arthrose der Zehengelenke vor. a. Der paßgerechte Schuh engt den Fuß nicht ein. b. Fußgerechte Schuhe.

der Regel gut, die Zehe wird beweglich. Als Nebenerscheinung muß jedoch eine Verkürzung der Großzehe in Kauf genommen werden. Da der Eingriff damit kosmetisch nicht befriedigend ist, sollte nur in Ausnahmefällen von ihm Gebrauch gemacht werden. Daneben existieren noch eine Reihe anderer Operationsverfahren, die Sie im speziellen Fall mit Ihrem Orthopäden besprechen können.

Was Sie selbst tun können

Der wichtigste Grundsatz, von dem Sie sich nicht durch allerlei unterschiedliche Modeströmungen abbringen lassen dürfen, ist ganz einfach:

Vorbeugung Tragen Sie weite und bequeme Schuhe. Haben die Zehen nach vorne, zur Seite und nach oben ausreichend Platz, so ist die Gefahr, eine Arthrose der Zehengelenke zu bekommen, sicher um die Hälfte herabgesetzt. Zu enge, zu kurze oder zu spitze Schuhe zwängen die Zehen in ein nicht passendes Korsett. Dadurch wird der Stoffwechsel beeinträchtigt, die Gelenkkapseln schrumpfen, der Druck im Gelenkinneren steigt, und die Arthrose entwickelt sich zusehends. Als Begleiterscheinung entstehen Hühneraugen, die immer Folge von falschem Schuhwerk sind. Leider ist es nicht immer einfach, fußgerechte Schuhe in den Geschäften ausfindig zu machen. Ein guter Schuh drückt schon bei der Anprobe nicht. Gute Erfahrungen habe ich mit Finn-comfort-Schuhen (Haßfurth/Main) gemacht, fußgerechte Arbeitsschuhe stellt die Firma Steitz-Secura (Kirchheimbolanden) her.

Laufen Sie so viel wie möglich barfuß, hierbei entfaltet sich der Fuß am besten. Wenn Sie einen Teppichboden zu Hause haben, können Sie auf Hausschuhe verzichten. Ist der Fußboden zu kalt oder sind Sie an Hausschuhe gewöhnt, dann suchen Sie sich Gesundheitsschuhe aus, wie sie von verschiedenen Firmen angeboten werden (z.B. Birkenstock).

Warmes Fußbad Leiden Sie bereits an einer Bewegungseinschränkung der Großzehe oder anderer Zehen, so machen Sie sich allabendlich ein warmes Fußbad. Schütten Sie dazu einen gehäuften Teelöffel Salz in eine Schüssel mit warmem Wasser und genießen das beim Baden eintretende Wohlgefühl. Nachdem Sie dann die Füße trockenfrottiert haben, nehmen Sie die Zehe, deren Beweglichkeit eingeschränkt ist, zwischen Daumen und Zeigefinger und ziehen sie in Längsrichtung. Dabei dehnen Sie die Gelenkkapsel. Nun bewegen Sie die Zehe unter Zug so weit wie möglich nach oben und unten. Sie dürfen hier bis an die Schmerzgrenze gehen. Machen Sie das einige Minuten, und führen Sie die Bewegung aktiv durch das Einkrallen und Strecken der Zehen fort. Das Bad hat bereits zu einer Auflockerung der eingesteiften Kapsel beigetragen. Mit Ihren Übungen erreichen Sie nach einiger Zeit ein leichteres Abrollen und, sofern die Veränderung nicht allzuweit fortgeschritten war, eine Normalisierung Ihres Gangbildes. Vielleicht können Sie schon nach einigen Wochen auf die täglichen Übungen verzichten, Sie sollten sie aber weiterhin nach dem Baden oder Duschen ausführen.

Zusammenfassend läßt sich also sagen, daß die Prognose günstig ist, wenn die Großzehengrundgelenksarthrose frühzeitig erkannt wird, wenn Sie bequeme Schuhe tragen und selbsttätig eine Zehengymnastik durchführen. Einlagenversorgung und Schuhzurichtung lindern die Beschwerden. Bei einer extremen Versteifung kann der operative Eingriff die Bewegungsfähigkeit wieder herstellen.

Fußwurzel und Mittelfuß

Die Fußwurzel baut sich aus dem Sprung- und Fersenbein, dem Kahnbein, dem Würfelbein und den drei Keilbeinen auf. An sie schließen sich die fünf Mittelfußknochen an. Auf Abb. 31 kann man die von der Arthrose bevorzugten Stellen erkennen.

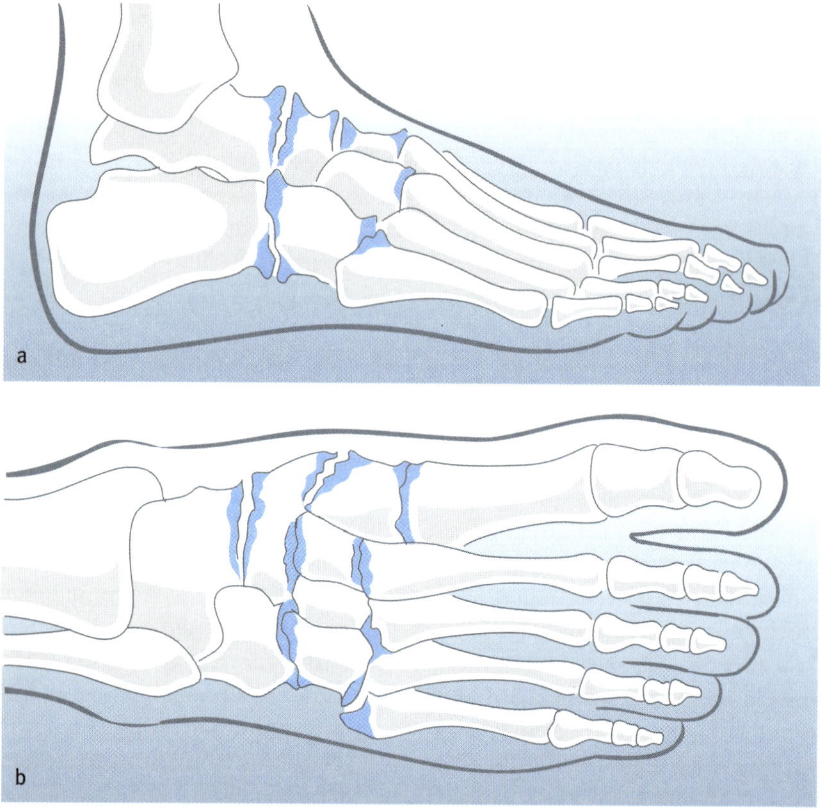

Abb. 31: Fußwurzel- und Mittelfußarthrose: häufig befallene Gelenke.

Das untere Sprunggelenk dient dazu, dem Fuß die Anpassung an Unebenheiten des Bodens zu ermöglichen. Der Fuß kann über dieses Gelenk seitlich gekippt werden. Das Gelenk wird von sehr straffen Bändern gehalten. Durch die gute Führung und die großen Gelenkflächen treten normalerweise nur selten Arthrosen auf. Anders ist die Situation nach knöchernen Verletzungen. So wird dieses Gelenk bei einem Bruch des Fersenbeins fast immer in Mitleidenschaft gezogen. Die Gelenkflächen stauchen sich ein, sie werden uneben und reiben gegeneinander. Die Entstehung der Arthrose ist dann nur noch eine Frage der Zeit.

Im Gegensatz dazu sind die Arthrosen zwischen den einzelnen Fußwurzelknochen und den sich daran anschließenden Mittelfußknochen häufig. Die Belastung dieses Fußabschnittes ist sehr groß. Bei jedem Schritt müssen diese Knochen, die das Fußgewölbe bilden, die ganze Last des Körpers übernehmen. Darüber hinaus entsteht im Laufe des Lebens nicht selten ein Senk- und Spreizfuß, der zu einer stärkeren Druckbelastung insbesondere an der Innenseite des Mittelfußes, zwischen Sprungbein, Kahnbein und den Keilbeinen führt. Die Höhe des Gelenkspaltes nimmt ab, das Gewölbe sinkt tiefer ein, der Druck erhöht sich zusehends. Die Fußwurzel reagiert auf den Druck mit dem Anbau von Knochensubstanz. So entsteht der sogenannte Fußhöcker, eine Auswölbung des Fußrückens in Höhe der Mittelfußknochen.

Die Symptome

Die Arthrosen des unteren Sprunggelenkes, der Fußwurzel und des Mittelfußes sind häufig sehr schmerzhaft. Das Gehen wird stark beeinträchtigt. Kommt es zusätzlich noch zu einer Aktivierung der Arthrose, so kann der Fuß anschwellen und die Arthrose in einen monatelang bestehenden Reizzustand übergehen.

Ist der Mittelfuß entzündet, dann ist eine Röntgenaufnahme und eine Laboruntersuchung unerläßlich, um eine Gicht oder eine andere rheumatische Erkrankung auszuschließen.

Die Behandlung

Alle Ratschläge, die zur allgemeinen Behandlung der Arthrose gegeben wurden, haben auch bei dieser Form des Gelenkverschleißes Gültigkeit. Nur leider sind sie hier viel schwerer umzusetzen. Wie soll man den Fuß entlasten, wenn doch bereits jeder Schritt zu einer erneuten Druckerhöhung in den einzelnen abgenutzten Gelenken führt? Bei der aktivierten Mittelfußarthrose ist das Hochlegen des Beines und das Kühlen mit Alkohol oder Eis wohltuend. Sie sollten das Gehen auf das unbedingt notwendige Maß beschränken. Eine medikamentöse Behandlung mit antirheumatischen Medikamenten kann Ihre Schmerzen lindern.

Nach Abnahme eines Fußabdruckes auf Papier oder einem Spezialschaum wird eine Einlage nach Maß angefertigt, die das Fußgewölbe stützen und damit Mittelfuß und Fußwurzel entlasten soll. Bis zur Fertigstellung dieser Einlage kann ein Zinkleim- oder Tapeverband angelegt werden, der das Gewölbe stützt und die Gelenke entlastet. Viele Patienten berichten über eine spontane Erleichterung direkt nach dem Anlegen eines solchen Verbandes. Die Anfertigung einer rückversetzten Rolle am Schuh erleichtert das schmerzhafte Abrollen. Unterstützt werden diese orthopädietechnischen Maßnahmen durch physikalische Behandlungen (Eis,

Iontophoresen, Ultraschalltherapie). In der Nacht können kühlende Salben- oder Pastenverbände angelegt werden.

Erreichen alle diese Maßnahmen nicht das Ziel der Schmerzfreiheit, so kann kurzfristig ein Gehgips, der dem Fuß exakt anmodelliert wurde, angelegt werden. Der Gips verteilt die Last beim Gehen gleichmäßig auf den ganzen Fuß. Die Gelenke werden entlastet, die aktivierte Arthrose wird in einen ruhenden Zustand überführt. In Ausnahmefällen kann die Anfertigung eines orthopädischen Schuhes notwendig werden, der in idealer Weise den Fuß bettet, stützt und das Abrollen ermöglicht.

Bei unbeeinflußbaren Schmerzen ist auch an operative Maßnahmen zu denken. Am häufigsten wird die Versteifung des unteren Sprunggelenkes nach Verletzungen durchgeführt. Zwar geht damit die Anpassungsfähigkeit des Fußes an seitliche Unebenheiten verloren, der sonst bei jedem Schritt eintretende Schmerz wird jedoch beseitigt. Operative Eingriffe und Versteifungen an den anderen Fußwurzelknochen bewähren sich nur in den seltensten Fällen.

Was Sie selbst tun können

Vorbeugung Auch für diese Form des Gelenkverschleißes gilt: Vorbeugen ist besser als Heilen. Tragen Sie bequemes, weites Schuhwerk, das den Fuß nicht einengt. Sohle und Oberleder sollten elastisch sein. (Ausnahme: Clogs – hier ist eine Rolle eingearbeitet). Wenn Sie keine Einlagen benutzen, so achten Sie darauf, daß der Schuh ein leichtes Fußbett hat, mit dem Ihr Fußgewölbe gestützt wird. Werfen Sie Schuhe, bei denen sich die Sohle im Bereich der Mittelfußköpfchen durchgetreten hat, weg, oder lassen Sie sie neu besohlen. Ein Schuh, dem die Elastizität fehlt, belastet den Fuß stärker als ein Schuh, der nachgibt. Gehen Sie viel barfuß. Sofern Hausschuhe nötig sind, wählen Sie Gesundheitssandalen, in denen sich der Fuß frei entfalten kann.

Einlagen Wenn Sie die ersten Beschwerden im Bereich des Fußquergewölbes (durchgetretene Füße) oder in Höhe des Mittelfußes haben, so fragen Sie Ihren Arzt, ob er Ihnen das Tragen von Einlagen empfiehlt. Haben Sie Einlagen verordnet bekommen, so versuchen Sie sie langsam (stundenweise) einzutragen. Erst nach ca. 14 Tagen sollten Sie die Einlagen ganztags tragen. Haben Sie den Eindruck, daß sie an einer Stelle drücken, so legen Sie sie nicht in den Schrank, sondern sprechen Sie mit dem Orthopädieschuhmacher, damit er sie umarbeitet und besser an Ihren Fuß anpaßt. *Einlagen, die drücken, sind schlechte Einlagen und müssen so lange geändert werden, bis Sie bequem mit ihnen gehen können.*

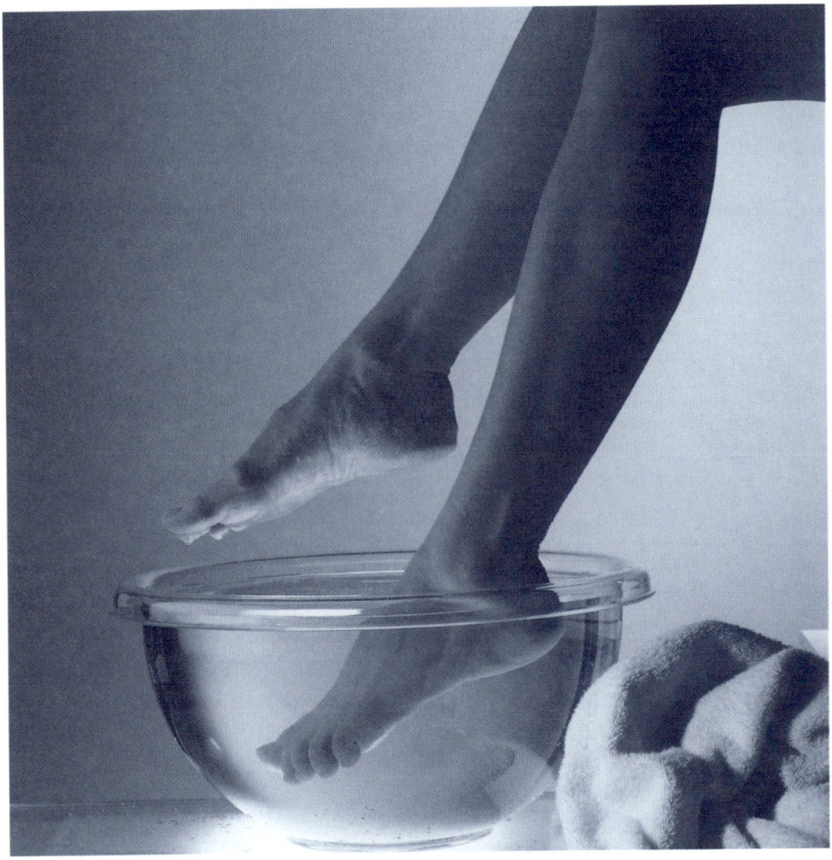

Fußbäder Sie sollten allabendlich Fußbäder machen, denen Sie stoffwechselanregende Substanzen oder einfach ein bis zwei Eßlöffel Salz zugeben. Massieren Sie anschließend den Fuß und die Fußwurzel, um die Durchblutung zu verbessern. Legen Sie Ihre Füße hoch und entspannen Sie sich. Sind die Beschwerden stärker, so empfehlen sich kühle Umschläge. Müssen Sie noch laufen, dann wickeln Sie sich den Fuß mit einer elastischen Binde. Besonders bewährt haben sich Tapeverbände, denn sie tragen nicht auf und geben einen guten Halt.

Tapeverband Das Anlegen ist einfach, erfordert aber etwas Übung (Abb. 15, S. 56). Sie nehmen ein Stück einer 6–8 cm breiten Klebebinde (z.B. Tricoplast) und rollen eine Lage vom Fußaußenrand über die Fußsohle und das innere Fußgewölbe bis zum Fußaußenrand. Darüber legen Sie in gleicher Richtung drei Streifen eines breiten, nicht nachgebenden Heftpflasters (z.B. Leukotape). Ziehen Sie dabei den inneren Fußrand des Fußgewölbes hoch. Sie bauen damit das Fußgewölbe auf und entlasten die am stärksten betroffenen Anteile der Fußwurzelgelenke. Wenn Sie jetzt auftreten, werden Sie merken, daß Sie mit weniger oder sogar ohne Schmerzen laufen können.

Leider ist die Prognose der Fußwurzelarthrose nicht so günstig wie die anderer Arthrosen. Sie müssen auch in Zukunft mit Schmerzen rechnen. Den Verlauf der Arthrose können Sie in gewissem Rahmen beeinflussen. Die richtige Auswahl der Schuhe, physikalische und orthopädische Maßnahmen und eine intensive Selbsthilfe lassen Sie dieses unschöne Leiden in den Griff bekommen.

Das obere Sprunggelenk

Das obere Sprunggelenk wird aus dem Innenknöchel mit den tragenden Anteilen des vom Körper abgewandten Teils des Schienbeins und dem Außenknöchel, der Fortsetzung des Wadenbeins, gebildet. Beide Knochen sind durch Bandstrukturen fest miteinander verbunden. In dieser Knöchelgabel läuft das walzenförmig ausgebildete Sprungbein. Im oberen Sprunggelenk ist nur eine Bewegungsebene vorhanden, der Fuß kann gehoben und gesenkt werden. Gegen seitliches Weggleiten ist er durch die Knöchel geschützt.

Das obere Sprunggelenk ist stark belastet. Bei jedem Schritt üben wir eine rollende Bewegung aus. Das obere Sprunggelenk wird am häufigsten von Verletzungen betroffen. Knickt der Fuß um, so werden die Kapsel oder die Bänder gezerrt, beide können ein- oder durchreißen. Gleichzeitig können auch der Knorpel gequetscht und kleinere Knochenlamellen abgesprengt werden. Manche Sportarten belasten das obere Sprunggelenk übermäßig. So weisen Fußballer nach vielen Jahren regelmäßig eine Arthrose des oberen Sprunggelenkes auf, da durch das kräftige Abschlagen des Balles der fußrückenwärts gerichtete Teil des Sprungbeines mit großer Kraft gegen den vorderen Anteil des Schienbeins gehebelt wird. An dieser Stelle bilden sich am Sprungbein knöcherne Anbauten, die langfristig die Beweglichkeit des Gelenkes einschränken.

Die Arthrose des oberen Sprunggelenkes macht erst dann Beschwerden, wenn sie stärker ausgeprägt ist. Ein leichterer Gelenkverschleiß mit mäßiger Einschränkung der Beweglichkeit kann gänzlich unbemerkt

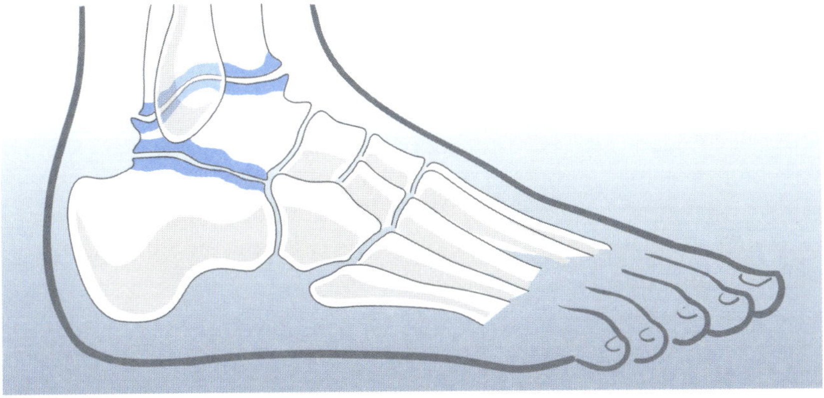

Abb. 32: Arthrose des oberen und unteren Sprunggelenkes.

bleiben und nur dem untersuchenden Arzt auffallen. Dem Patient wird die Arthrose erst dann bewußt, wenn die Bewegungseinschränkung stärker wird und er beim Treppensteigen oder in der Hocke Schmerzen im oberen Sprunggelenk bekommt. Meistens ist die Einschränkung der Belastbarkeit und das subjektive Leiden nur gering.

Sicher kann die Arthrose des oberen Sprunggelenkes nur mit einer Röntgenaufnahme festgestellt werden. Ist das Sprunggelenk hochakut geschwollen, so muß auch an eine Gicht oder an eine andere rheumatische Erkrankung gedacht werden. Zur Differenzierung ist eine zusätzliche Blutuntersuchung erforderlich.

Die Behandlung

Die aktivierte Arthrose wird durch Eisauflagerungen, Alkoholumschläge, antirheumatische Medikamente und stabilisierende Verbände (z.B. Tape- oder Zinkleimverbände) behandelt. Tritt keine Linderung ein, so kann eine einmalige Injektion mit 10–25 mg Prednisolon eine deutliche Erleichterung bringen. Bei den ruhenden Formen der Arthrose hat sich die Verordnung eines Knöchelstützsöckchens bewährt. Ein operativer Eingriff wird nur in seltenen Fällen erforderlich sein.

Was Sie selbst tun können

Wie für alle Arthrosen gilt auch hier der Grundsatz, daß die Last, die auf das Gelenk einwirkt, möglichst reduziert werden muß. Sofern Sie Übergewicht haben, sollten Sie versuchen, einige Pfunde zu verlieren. Sie werden viel besser und leichter laufen.

Umschläge, Packungen In der akuten Phase sollten Sie Alkohol- und Eisumschläge machen, zusätzlich empfehlen sich Packungen mit Heilerde, Quark und verschiedenen handelsüblichen Pasten.

Stützen Tragen Sie ein Knöchelstützsöckchen. Wenn Sie weitere Strecken zurücklegen müssen, sollten Sie einen hohen Schuh, der Ihnen seitlich Halt gibt, ausprobieren. Das Gelenk wird vor Kippbewegungen geschützt, die Gefahr des Umknickens ist gering, und die Sicherheit beim Gehen nimmt zu.

Übungen Ist die Beweglichkeit des Gelenkes so stark eingeschränkt, daß Sie den Fuß nicht über den rechten Winkel anheben können, so sind regelmäßige Bewegungsübungen sinnvoll. Am besten, Sie machen diese Übungen nach einem warmen, gewebeauflockernden Bad. Nehmen Sie sich eine elastische Binde, legen Sie sie doppelt und knoten sie zusammen. In diese nun entstandene Schlinge legen Sie den Fuß (Abb. 33). Der Fuß befindet sich gestreckt oder in leichter Beugung des Kniegelenkes auf einer Couch, einem Tisch oder einem höheren Möbelstück. Nun helfen Sie Ihrer eigenen Bewegung durch den Zug an der Binde nach. Sie ziehen einige Sekunden. Danach drücken Sie den Fuß gegen den Widerstand der Binde nach unten. An diese Übung, die auch die Muskulatur kräftigt, schließt sich eine kurze Pause an. Dann beginnen Sie erneut mit dem Hochziehen und Herabdrücken des Fußes und führen die Übung fünf bis zehn Minuten durch. Es empfiehlt sich, diese Bewegungen ein- bis zweimal täglich auszuführen. Wenn die Arthrose nicht allzuweit fortgeschritten ist, werden Sie bemerken, wie die Beweglichkeit zunimmt. Das Gehen fällt Ihnen leichter, die Beschwerden gehen zurück.

Die Prognose der Arthrose des oberen Sprunggelenkes ist günstig, sie schränkt die Gehfähigkeit nur selten ein.

Das Kniegelenk

Das Knie besteht aus zwei Gelenkanteilen, die unterschiedliche Aufgaben wahrnehmen. Im Stand mit gestreckten Knien wird die Last unseres Körpers von der Oberschenkelrolle auf den Schienbeinkopf übertragen. Die Oberschenkelrollen sind zwei rundlich-ovale Halbschalen, die auf den Ausmuldungen des ansonsten weitgehend flachen Schienbeinkopfes ruhen. Die Anteile des Gelenkes, die miteinander in Kontakt kommen, sind von Glasknorpel überzogen. Beugen wir das Knie, so gewinnt der zweite Gelenkanteil zwischen Kniescheibenrückfläche und Oberschenkelrollen

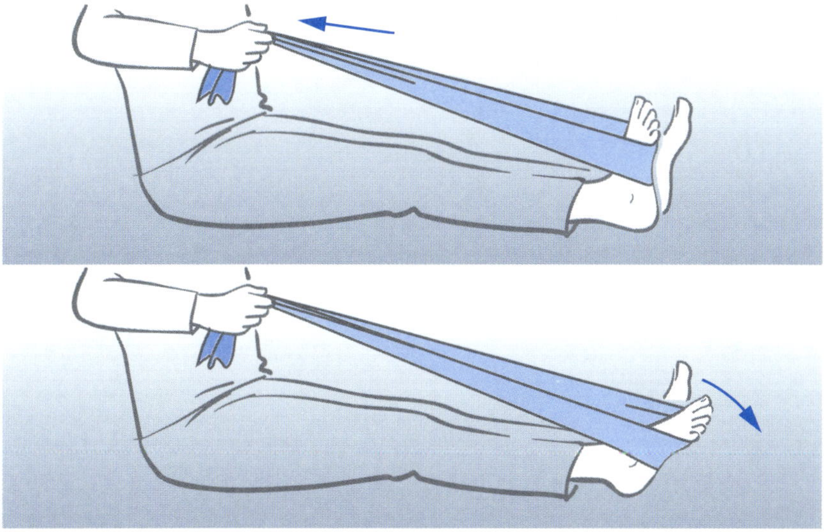

Abb. 33: Eine doppelt gelegte elastische Binde ist ein einfaches Hilfsmittel für Bewegungsübungen des oberen Sprunggelenkes.

an Bedeutung. Die Kniescheibe ist in den großen Oberschenkelmuskel eingeschaltet und überträgt die Last auf die vordere Schienbeinrauhigkeit. Je stärker wir das Kniegelenk beugen, desto höher wird der Druck zwischen Kniescheibenrückfläche und Oberschenkelrolle. Die Kniescheibe verteilt dabei die Last auf die vorderen Anteile der Oberschenkelrolle, und indem sie sich dort abstützt, können wir den Unterschenkel beim Anspannen des Oberschenkelmuskels strecken. Wir hebeln damit den Unterschenkel über die Oberschenkelrollen (Abb. 34).

Wichtig für die Funktion des Kniegelenkes ist der Meniskus. Es handelt sich hierbei um je zwei halbmond- bzw. sichelförmige Knorpelscheiben, die die Oberschenkelrollen seitlich umgreifen und den Raum zwischen Schienbeinkopf und Oberschenkelrolle ausfüllen. Ihre Aufgabe wird klar, wenn wir uns vorstellen, daß die ruhenden Oberschenkelrollen nur eine kleine Auflagefläche auf dem Schienbeinkopf haben. Bei der starken Belastung, der das Knie ausgesetzt ist, würde hier rasch ein Verschleiß auftreten. Die Menisken übernehmen zum Teil die Last des Oberschenkels und verteilen diese gleichmäßiger auf den Schienbeinkopf. Darüber hinaus geben sie dem Kniegelenk Stabilität, sie verhindern gemeinsam mit den Kreuz- und Seitenbändern sowie der festen Gelenkkapsel ein Weggleiten des Gelenkes. Das Knie erweist sich damit als ein ausgesprochen

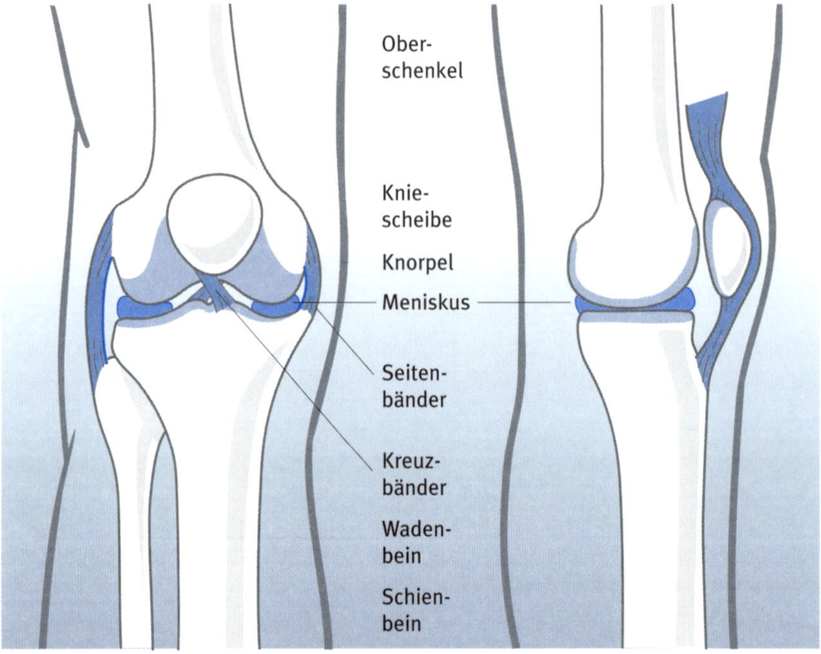

Abb. 34: Der Aufbau des Kniegelenkes.

kompliziertes Gelenk. Durch seine Konstruktion besitzt es zwei völlig gegensätzliche Eigenschaften: maximale Stabilität bei guter Beweglichkeit.

Ein Verschleiß des Kniegelenkes äußert sich meist zuerst in einer Einschränkung der größtmöglichen Belastbarkeit. Das Knien und Hocken wird schmerzhaft oder unmöglich. Hierbei wird vor allem das Kniescheiben-Oberschenkelrollen-Gelenk belastet. An der Kniescheibenrückfläche beobachtet man anfänglich eine Rauhigkeit, später eine Verdünnung des Glasknorpels und ein Freischeuern des Knochens. Die Beugung des Gelenkes ist mit einem deutlichen Krachen oder einem feinsandigen Reiben verbunden. Je mehr das Kniegelenk unter Last gebeugt wird, desto stärker ist der Schmerz.

Die Symptome

Anfänglich klagen Patienten mit einer Kniearthrose über eine Steifigkeit und Schmerzen beim Aufstehen. Das Knie kann erst nach einigen Schritten wieder komplett gestreckt werden. Schreitet die Arthrose weiter fort, so wird auch das längere Gehen und Stehen schmerzhaft. Gerade Perso-

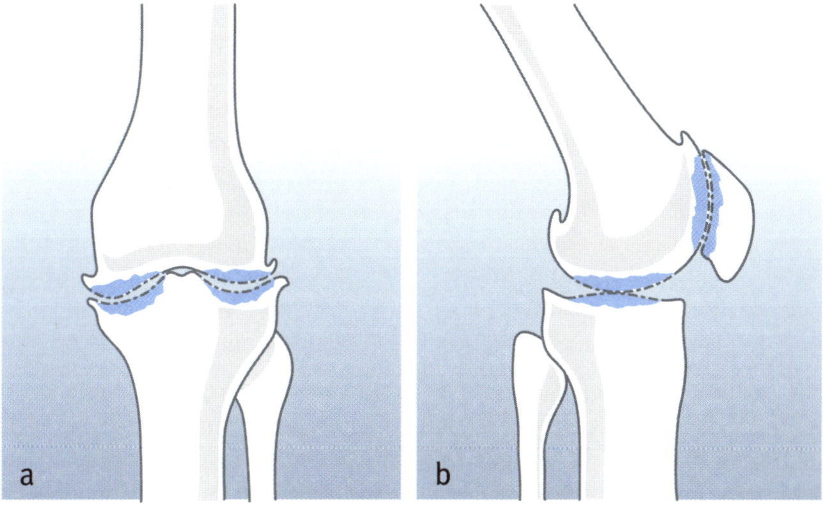

Abb. 35: Die Arthrose des Kniegelenkes. a. Ansicht des Knies von vorn (wie man es im Röntgenbild sieht): Der Gelenkspalt ist verschmälert, die Knochen verplumpt. b. Ansicht von der Seite: Die Abnutzung betrifft auch das Oberschenkelrollen-Kniescheibenrückflächengelenk.

nen, die häufig schwere Lasten zu tragen haben, leiden dann unter Schmerzen an der Innen- oder Außenseite des Gelenkes. Sie sind oftmals nicht auf das Kniegelenk beschränkt, sondern ziehen bis in den Ober- und Unterschenkel.

Fehlstellungen der Kniegelenke können die Entstehung einer Arthrose begünstigen. Bei Menschen mit O-Beinen wird der innere Gelenkanteil stärker als der äußere belastet (Abb. 17, S. 63). Die Abnutzung wird an der Innenseite rascher auftreten. Da der Knorpel die Last nicht mehr ohne Beschwerden aufnehmen kann, verbreitern sich Schienbeinkopf und Oberschenkelrollen und verteilen damit das Gewicht auf einen größeren Bezirk. Diese eigentlich vom Körper zur Entlastung angebauten Knochen können ihrerseits die Gelenkkapsel oder die Außenbänder reizen und Schmerzen hervorrufen. Erst in einer sehr späten Entwicklungsphase der Arthrose kommt es zu einer dauerhaften Bewegungseinschränkung, bei der das Knie nicht mehr ganz gebeugt und gestreckt werden kann und sich das Gangbild verändert.

Die Kniearthrose kann lange Zeit in einem schmerzarmen und gut belastbaren Zustand verharren. Der Patient kommt sehr gut mit dieser Form des ruhenden Verschleißes zurecht. Ganz anders ist die Situation, wenn die Arthrose in einen aktivierten, entzündeten Zustand übergeht. Auslöser für die Aktivierung ist meist eine ungewohnte, übermäßige Anstrengung, durch die das Gelenk überfordert wird. Das Knie reagiert mit einem Gelenkerguß, es ist unförmig aufgetrieben, und die Schwellung breitet sich auch oberhalb der Kniescheibe aus. Oft ist das Gelenk überwärmt, der Patient klagt über starke Schmerzen. Das Gehen wird zur Qual. Für die Entstehung des Ergusses kommen unterschiedliche Ursachen in Frage. So können sich kleinere Knorpelteile abschilfern und die Gelenkmechanik beeinträchtigen. Aber auch die stärkere Durchblutung oder das Reiben der kleinen knöchernen Anbauten an der Gelenkkapsel und den Bändern können eine solche Schwellung hervorrufen.

Die Arthrose kann zu jeder Zeit, das heißt auch im Anfangsstadium, in einen aktivierten Zustand übergehen. Manche Menschen sind in der Lage eine schwere Kniearthrose gut zu kompensieren und mit ihr zurechtzukommen, während andere schon bei einem minimalen Verschleiß über starke Schmerzen und Funktionseinschränkungen klagen.

Bei der immer notwendigen Röntgenuntersuchung werden Aufnahmen der Kniescheibe sowie des Knies von vorne und von der Seite angefertigt. Zur Diagnosesicherung kann eine Gewebeflüssigkeitsentnahme aus dem Gelenk (Punktion) notwendig werden (Abb. 14, S. 54). Hierzu wird in lokaler Betäubung eine kleine Nadel in das Gelenk eingeführt und Ergußflüssigkeit abgenommen. Diese wird mikroskopisch und chemisch untersucht *(Synoviaanalyse)*. Anhand des Ergebnisses läßt sich mit Sicherheit sagen, ob es sich bei dem Erguß um die Folge einer Arthrose oder den Beginn einer echten rheumatischen Erkrankung handelt. Darüber hinaus lassen sich mit der mikroskopischen Untersuchung andere Krankheiten, z.B. eine akute Gicht, diagnostizieren.

Der Punktion sollte man, sofern vom Arzt vorgeschlagen, zustimmen, da nur durch eine genaue Diagnose die richtige Behandlung eingeleitet werden kann.

Die Behandlung

Bei der aktivierten Arthrose des Knies ist eine Schonung des betroffenen Beines notwendig. Längere Gehstrecken sollten vermieden werden, für die unbedingt notwendigen Wege im Haus ist ein Spazierstock zu benutzen. Liegt ein stärkerer Erguß vor, so wird der behandelnde Arzt das Knie punktieren. Die mit der Abnahme von Flüssigkeit verbundene Entlastung des Kniegelenkes schützt Gelenkkapsel und Bänder vor einer Überdehnung. Da in dem Erguß auch knorpelschädigende Gewebestoffe (Enzyme) vorhanden sind, hat die Punktion noch einen zusätzlichen therapeutischen Wert. Es ist ratsam, nach einer solchen Punktion einen Druckverband anzulegen. Sehr bewährt haben sich Tapeverbände, bei denen über den Kompressionsverband unelastische Pflasterzüge (Tape) angelegt werden, die eine übermäßige Streckung bzw. Beugung des Gelenkes verhindern. Der Verband beugt dem Nachlaufen des Ergusses vor. Zu Hause können auf den Verband Eiskompressen gelegt werden, die der Entzündung entgegenwirken. Wurde nur ein Druckverband mit abnehmbaren, elastischen Binden angefertigt, so sind Alkoholumschläge oder kalte Schlammpackungen zu empfehlen. Lassen die Schmerzen allein dadurch nicht nach, so kann über kurze Zeit ein Antirheumatikum (z.B. Diclofenac, Indometacin) eingenommen werden. In den meisten Fällen wird bereits diese Behandlung ausreichen, um den akuten Reizzustand erfolgreich zu bekämpfen. Entsteht trotz dieser Maßnahmen ein erneuter Erguß, so kann eine einmalige Injektion eines Kortisonabkömmlings in Erwägung gezogen werden. Näheres hierzu finden Sie auf S. 60.

Bessert sich der Befund trotz aller Bemühungen nicht, so ist eine Kniegelenkspiegelung zur weiteren Diagnostik und Therapie zu empfehlen (Abb. 12, S. 36). Hierbei wird das gesamte Gelenk durch eine Sonde betrachtet. Es wird gespült, kleinere Knorpelfransen oder Einrisse des Meniskus werden beseitigt. Zur Anregung der körpereigenen Heilungsvorgänge kann der Arzt auch den offenliegenden Knochen anbohren oder Knorpelrauhigkeiten glätten.

Bleiben stärkere Beschwerden bestehen, so müssen weitergehende operative Eingriffe in Betracht gezogen werden. Dies kann z.B. die Abtragung von Knochenvorsprüngen (Abb. 16, S. 61) oder die Befestigung von Knorpelknochenfragmenten sein. Eine weitere Möglichkeit ist die sogenannte »Umstellungsoperation«, bei der eine Fehlstellung, z.B. ein starkes O- oder X-Bein, beseitigt wird. Durch einen solchen Eingriff wird die Belastbarkeit des Kniegelenkes wieder verbessert. Entnimmt man z.B. nach glatter Durchtrennung des Schienbeinkopfes einen kleinen Keil an der Außenseite, so läßt sich die O-Fehlstellung des Knies in eine achsengerechte Position umwandeln (Abb. 17, S. 63). Vielleicht möchte man sogar den besser erhaltenen äußeren Gelenkspalt stärker belasten, in diesem Fall wird man eine ganz geringe X-Stellung anstreben, um dem inneren Gelenkspalt die Möglichkeit zur Regeneration zu geben.

Die Einpflanzung eines vollständigen oder teilweisen künstlichen Gelenkes ist im allgemeinen älteren Menschen vorbehalten. Bei einem Verschleiß, der nur den inneren oder äußeren Gelenkanteil betrifft, haben sich die sogenannten Schlittenprothesen bewährt, durch die eine Oberschenkelrolle und ein Teil des Schienbeinkopfes mit einem Metall- oder Kunststoffimplantat versehen werden (Abb. 36, S. 111).

Betrifft der Verschleiß beide Gelenkspalten, dann kommt der Gleitflächenersatz für die Oberschenkelrollen und den Schienbeinkopf in Frage. Bildlich gesprochen werden die Gelenkflächen »überkront«.

Komplizierter ist die Situation, wenn zusätzlich die Bänder gelockert sind und ein »Wackelknie« besteht. In diesen Fällen müssen Oberschenkel und Schienbein mit einer Scharnierprothese fest miteinander verbunden werden (Abb. 36). Da in den fortgeschrittenen Stadien der Arthrose auch die Kniescheibe mit in den Verschleiß einbezogen ist, wird diese mit einem Kunststoffteil überzogen. Ebenso wie an der Hüfte können die Prothesen zementiert oder zementfrei eingebaut werden. Entscheidend hierfür sind der Befund und die Erfahrungen des Operateurs.

Mit dem künstlichen Gelenkersatz lassen sich durch eine Operation auch bei Menschen mit schwersten Arthrosen gute Ergebnisse erzielen. Der Patient ist nicht mehr an das Haus gefesselt und bewahrt seine Selbständigkeit.

Manche Ärzte vertrauen auf die regenerierende Wirkung von sogenannten knorpelschützenden Präparaten (Chondroprotektiva), auf die bereits im allgemeinen Teil eingegangen wurde (s. S. 57). Vor- und Nachteile einer solchen Behandlung müssen sorgfältig abgewogen werden. Einen exakten wissenschaftlichen Beweis für ihre Wirksamkeit gibt es nicht, so daß sich hier keine allgemeinen Richtlinien für eine Anwendung geben lassen. In Einzelfällen kann eine Therapie mit diesen Präparaten durchaus sinnvoll sein.

Mit einem Medikament, das aus Hahnenkämmen gewonnen wird und aus Hyaluronsäure besteht (Hyalart), lassen sich die Beschwerden der Kniearthrose zumindest zeitweilig lindern und die Belastbarkeit des Beines verbessern. Allerdings ist dieses Medikament außerordentlich teuer, eine Verordnung über die gesetzliche Krankenkasse dürfte nur selten möglich sein. Als Nebenwirkung ist gelegentlich mit Allergien zu rechnen.

Bewährt haben sich auch stützende Kniebandagen, von denen es ganz unterschiedliche Formen gibt. Die einfachste Form ist der sogenannte Gummistützstrumpf, bei dem ein gewisser Druck auf das Gelenk und die umgebenden Strukturen ausgeübt wird. Der Patient hat das Gefühl eines

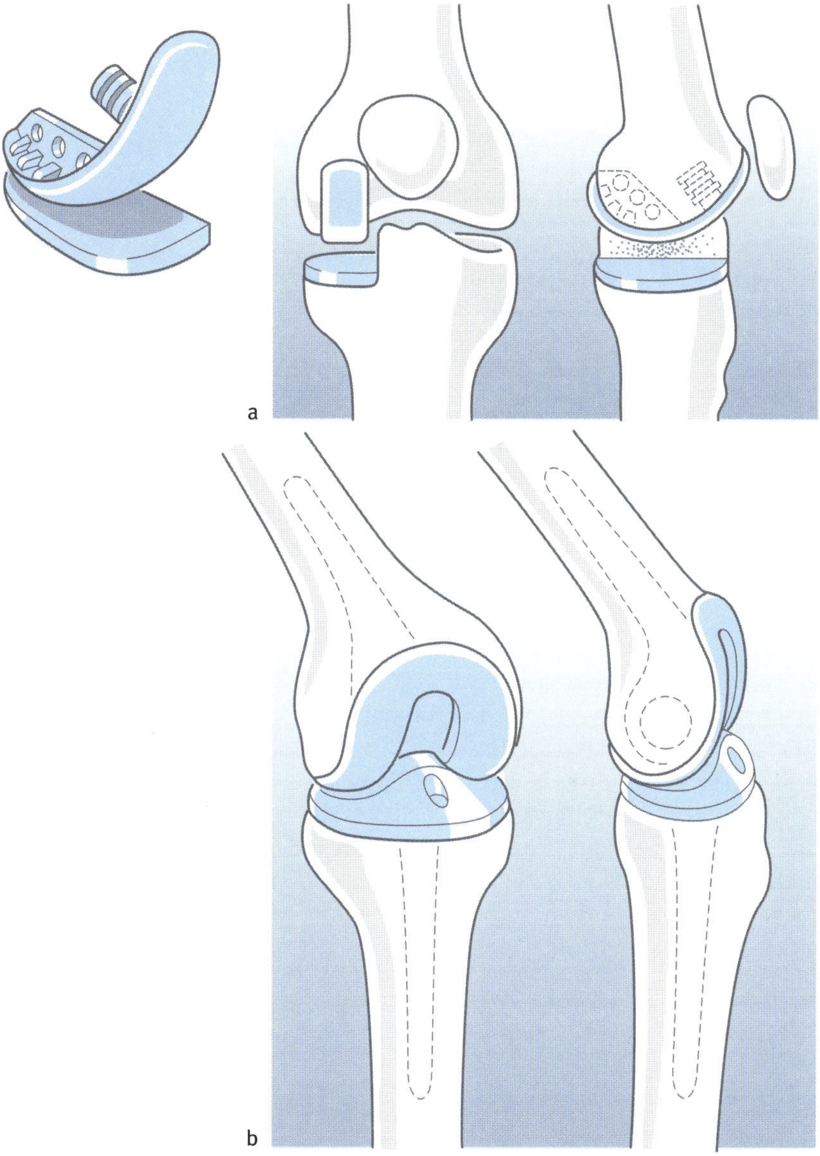

Abb. 36: a. Beim Gleitflächenersatz werden die abgenützten Gelenkflächen durch Metall- und Kunststoffteile »überkront«. Die abgebildete Schlittenprothese besteht aus einer Metallkufe, die auf einem Kunststoffplateau gleitet. b. Die Vollprothese des Kniegelenkes ersetzt die Oberschenkelrollen und den Schienbeinkopf (die Kniescheibe ist nicht mit abgebildet).

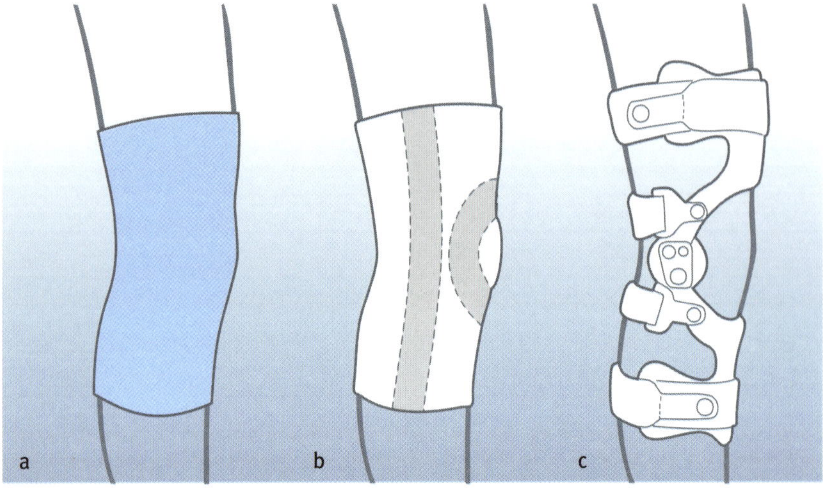

Abb. 37: a. Einfache Gummikniekappe. b. Kniebandage mit seitlicher Verstärkung und Silikonpolster. c. Knieorthese zur Stabilisierung bei ausgeprägter Bandlockerung.

besseren Haltes. Gleichzeitig wird das Gelenk gewärmt, ein bei der ruhenden Arthrose gewünschter therapeutischer Effekt. Eine bessere Stabilisierung bieten derartige Bandagen, wenn seitlich eine Spiralverstärkung eingewebt wurde. Einige Fabrikate enthalten Silikonpolster, die einen leichten Druck auf das Gelenk ausüben. Bei stärkeren Instabilitäten, die durch den Riß der Kreuz- oder Seitenbänder entstanden sind, kommen aufwendige Konstruktionen in Betracht. Hier wird das Knie regelrecht geschient. Seitlich angebrachte Metall- oder Kunststoffteile geben einen mit elastischen Bandagen nicht zu erzielenden Halt. Manche dieser Konstruktionen lassen trotz einer groben Instabilität oder einer Arthrose sportliche Aktivitäten wie z.B. Skifahren zu. Bei Bandinstabilitäten und Arthrosen, die mit einer stärkeren Fehlstellung einhergehen, kommen auch korrigierende Apparate in Frage, die den stärker belasteten und verschlissenen Gelenkanteil entlasten. Vor der Verordnung jedes orthopädischen Hilfsmittels sollten Arzt, Patient und Orthopädietechniker miteinander sprechen und das geeignete Hilfsmittel aussuchen. Der Patient muß ausreichend Zeit zur Prüfung haben, denn nicht selten wird eine teuere Konstruktion niemals getragen und im Schrank abgelegt.

Was Sie selbst tun können

Ihr eigenes Verhalten bestimmt zum großen Teil die weitere Entwicklung der Kniearthrose. Da der Gelenkverschleiß u.a. von mechanischen Belastungen abhängt, spielt das Körpergewicht eine entscheidende Rolle. Überprüfen Sie Ihr Gewicht, und vermeiden Sie eine Gewichtszunahme! Um Ihr Normalgewicht zu errechnen, ziehen Sie von Ihrer Größe (in cm) die Zahl 100 ab, und Sie erhalten Ihr Normalgewicht (in kg). Jedes Kilo, das Sie darüber hinaus mitschleppen, belastet auch Ihre Kniegelenke und beschleunigt die weitere Abnutzung. Überlegen Sie, wie Sie das Normalgewicht erreichen können. Aber nicht nur das Übergewicht verschlechtert die Prognose der Arthrose, auch andere Faktoren sind zu berücksichtigen.

Weniger Belastungen Pflegen Sie Ihre Kniegelenke, reduzieren Sie häufige und sehr stark belastende Bewegungen so weit wie möglich! Hierzu gehören Arbeiten in der Hocke oder im Knien, Kniebeugen, häufiges Treppensteigen und Bergwanderungen. Weiter oben wurde bereits darauf hingewiesen, daß es bei allen diesen Bewegungen zu einem sehr hohen Druck zwischen Kniescheibenrückfläche und Oberschenkelrolle kommt. Gerade ein schon angegriffenes Gelenk ist nicht immer in der Lage, den dabei auftretenden Belastungen standzuhalten. Wenn sich solche Tätigkeiten nicht vermeiden lassen, denken Sie daran, die betreffende Bewegung vor- und nachzubereiten. Müssen Sie z.B. in die Hocke gehen, dann bewegen Sie Ihr Knie mehrmals ohne Last durch, stützen Sie Ihr Gewicht mit den Armen ab und lassen Sie sich langsam herunter. Wenn Sie aufstehen, so benutzen Sie wiederum Ihre Arme, um Last von den Kniegelenken zu nehmen. Nach dem Aufstehen aus der Hocke gehen Sie nicht gleich los, sondern bewegen das betroffene Knie zwei- bis dreimal durch. Sie haben damit die Gelenkflächen, die während der Belastung stark aufeinandergepreßt waren, wieder mit Gelenkflüssigkeit geschmiert.

Starke und einseitige Belastungen vermeiden!

Ganz ähnlich müssen Sie mit statischen Belastungen umgehen. Eine starke, einseitige Belastung ist schlecht, eine Bewegung ohne größere Last eher günstig zu bewerten. Neben dem Hocken und Knien ist auch langes Sitzen mit angewinkelten Knien für die Kniegelenke ungünstig.

Ein Teil der aktivierten Arthrosen wird durch einen Theater- oder Kinobesuch oder einen gemütlichen Abend in froher Runde ausgelöst. Wenn Sie mit angezogenen oder rechtwinklig gebeugten Beinen sitzen, so drücken Sie auch wieder die Kniescheibe mit hohem Druck an die Oberschenkelrollen. Für kurze Zeit ist dies sicher unproblematisch, aber bei stundenlangem Sitzen können die oberflächlichen Schichten des ohnehin nicht mehr so belastbaren Knorpels geschädigt werden. Die gegenüberliegenden Gelenkflächen haben durch ihren Druck die Gelenkflüssigkeit in die Umgebung verdrängt. Die Knorpel liegen lange Zeit direkt aufeinander. Stehen Sie nun plötzlich auf, dann pressen Sie Knorpel gegen Knorpel. Durch das Fehlen der Gleitflüssigkeit reiben diese beiden Gelenkbestandteile wie Schmirgelpapier aufeinander. Die obersten Knorpelschichten schilfern sich ab, der Knorpel fasert sich auf. Im Laufe der Nacht und des darauf folgenden Tages kann das Gelenk anschwellen und starke Schmerzen hervorrufen. Sie selbst können derartig unliebsame Überraschungen durch einfache Übungen zum größten Teil vermeiden.

Bevor Sie vom Stuhl aufstehen, legen Sie die Hand unter den Oberschenkel und bewegen das Kniegelenk mehrmals ohne Belastung durch. Sie benetzen damit die Gelenkflächen wieder mit der Gleitflüssigkeit. Nun stehen Sie auf, stützen sich dabei mit den Händen ab, und gehen die ersten paar Schritte etwas vorsichtiger. Sie werden merken, daß das Aufstehen wieder ohne Schmerzen möglich ist.

Bewegungspausen Da die meisten Menschen eine sitzende Tätigkeit ausüben, kommt ihrer Arbeitshaltung im Sitzen eine besondere Bedeu-

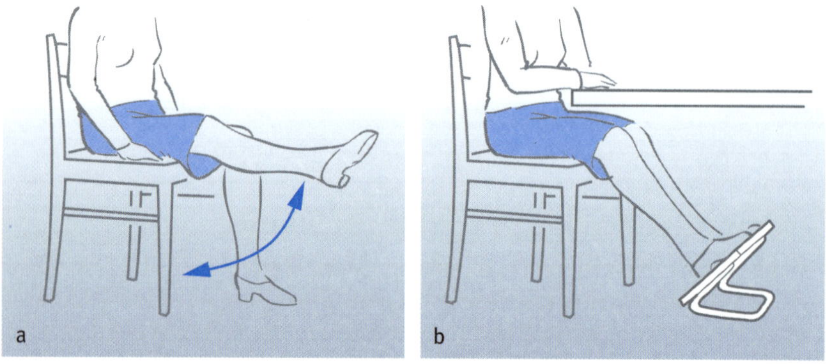

Abb. 38: Kleine Hilfen bei der Kniearthrose: a. Bewegen Sie das Knie vor dem Aufstehen ohne Last. b. Eine Fußbank entlastet das Knie im Sitzen.

tung zu. Sobald Sie die Beine ganz ausstrecken, entlasten Sie die Kniegelenke weitgehend. Die Kniescheibe ist frei, sie wird von Gelenkflüssigkeit umspült. Diese Haltung ist für das Kniegelenk viel günstiger als die gebeugte Position. Sie selbst handeln instinktiv richtig, wenn Sie abends Ihre Beine in gestreckter oder nur leicht gebeugter Position hochlegen. Zwar können wir in den wenigsten Fällen die Beine auf den Schreibtisch legen, aber schon ein kleines Fußbänkchen mit sträg gestellter Auflagefläche schafft eine deutliche Erleichterung (Abb. 38). Der Fuß wird aus der Spitzfußposition befreit, gleichzeitig werden die Muskeln und Gelenke beider Beine entlastet. Auch die zeitweilige Unterbrechung einer einseitigen Tätigkeit wirkt sich günstig aus. Organisieren Sie sich Ihre Arbeit so, daß Sie zwischenzeitlich zum Schrank oder in einen anderen Raum gehen.

Tips für Autofahrer

Besonders Autofahrer sollten öfter pausieren. Auf vielen Plakaten an den Autobahnen können Sie lesen, daß Sie die Fahrt nach zwei Stunden unterbrechen sollten, um Ihre Aufmerksamkeit zu erhöhen. Sie tun damit auch Ihren Gelenken etwas Gutes. Denken Sie daran, daß Sie nach einer längeren Autofahrt steif aus dem Auto steigen und erst eine Reihe von Schritten brauchen, um wieder »in Gang zu kommen«. Bei diesem »In-Gang-Kommen« entlasten Sie die vorher stärker beanspruchten Teile des Knies (übrigens auch der Hüfte und der Wirbelsäule). Sie erhöhen den Stoffwechsel und benetzen den belasteten Knorpel mit Gelenkflüssigkeit.

Geeignete Sportarten Wenn Sie eine sportliche Betätigung ausüben möchten, die die Knie nicht zu sehr belastet, dann bietet sich das Radfahren an. Hierzu sollten Sie ein gutes, leichtes Sportrad haben. Sie stellen den Sattel so hoch, daß Sie mit dem ausgestreckten Bein die Ferse auf die Pedale stellen können. Das Knie sollte dabei durchgedrückt sein. Es kommt beim Fahrradfahren nur auf die Bewegung und nicht auf die Belastung an. Wählen Sie also einen leichten Gang und fahren Sie in der Ebene. Sie bringen den Gelenkstoffwechsel in Schwung und kräftigen gleichzeitig auch Ihre Ober- und Unterschenkelmuskulatur, die einen großen Anteil an der Stabilisierung der Knie haben. Vermeiden Sie aber übermäßig schnelles Fahren in einem schweren Gang oder längere Bergauffahrten.

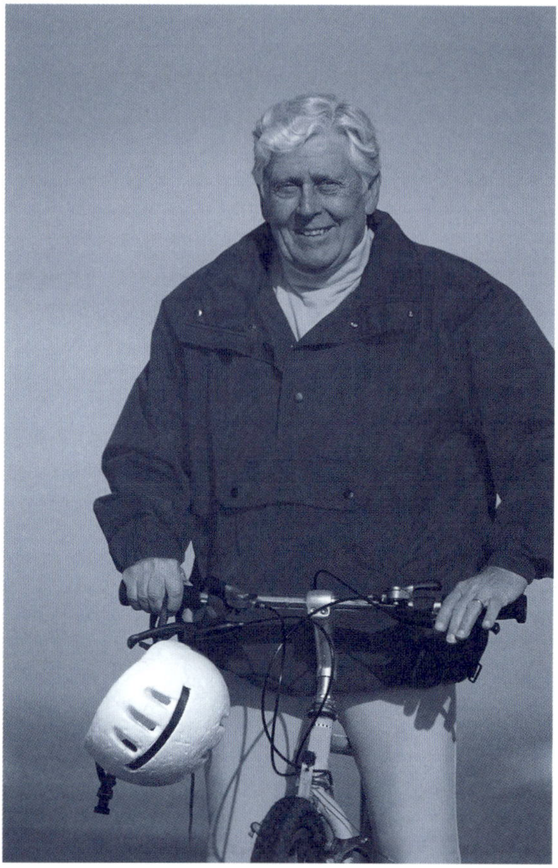

Dadurch könnte sich die günstige Wirkung in ihr Gegenteil verkehren. Sagt Ihnen das Radfahren zu, dann können Sie sich auch überlegen, für schlechtes Wetter ein Standfahrrad anzuschaffen.

Morgens nach dem Aufstehen können Sie auch eine spezielle Übung machen. Sie legen sich auf den Rücken und bewegen die Beine wie beim Fahrradfahren. Hierbei ist die Lasteinwirkung auf die Kniegelenke gering.

Vermeiden sollten Sie Kniebeugen und Kräftigungsübungen an Fitnessgeräten. Sie belasten ein vorgeschädigtes Knie zu stark. Ebenso schädlich sind alle stärkeren Beuge- und Streckbewegungen im Knie. Besonders schädlich ist es, Gewichte mit den Füßen auf einer Bank wegzudrücken oder Kniebeugen unter Belastung der Schultern durchzuführen.

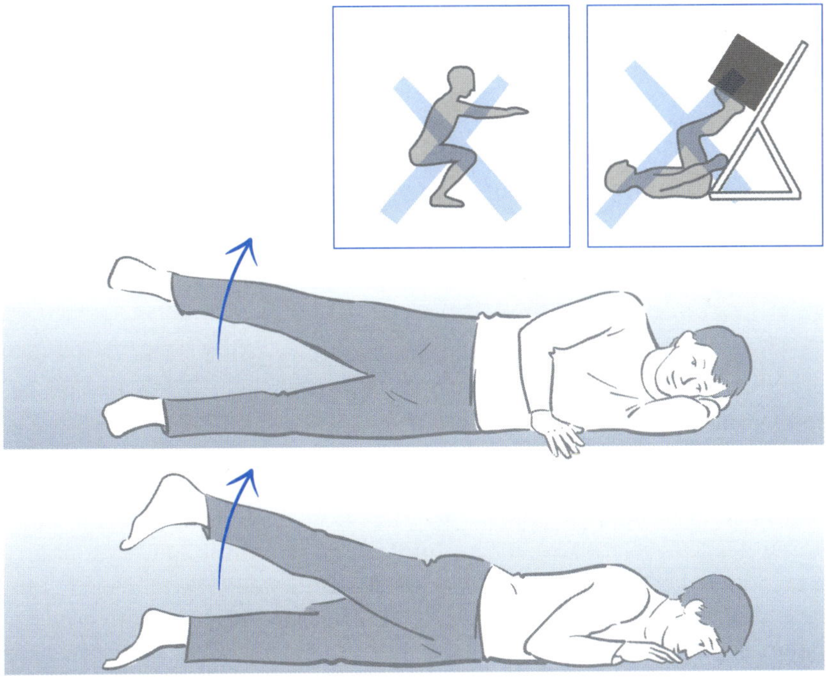

Abb. 39: Muskelkräftigende Übungen mit gestrecktem Knie wirken sich günstig, Kniebeugen und das Wegdrücken von Gewichten mit gebeugtem Knie ungünstig aus.

Erlaubt sind dagegen Kraftübungen bei gestrecktem Knie. Wenn Sie das Bein gestreckt auflegen, die Fußspitze hochziehen und das gesamte Bein anheben, so kräftigen Sie damit die Ober- und Unterschenkelmuskulatur. Die gleiche Übung können Sie auch in Seitenlage ausführen. Muskelaufbauend wirkt die Befestigung eines Gewichtes, z.B. eines Sandsackes am Knöchel. Wird damit das Bein in gestreckter Position angehoben, so ist der muskelstimulierende Reiz um so größer. Bewährt haben sich auch einfache Pendelübungen: Setzen Sie sich auf einen festen Tisch und lassen Sie die Beine einige Male schaukeln (s. Abb. 19, S. 66).

Wenn Ihnen diese Anleitung nicht ausreicht, so empfiehlt sich eine Behandlungsserie bei einem Krankengymnasten oder einem Physiotherapeuten. Er kann Sie in die einzelnen Übungen einweisen und Ihnen auch weitere Hinweise geben.

Achten Sie auf Ihre Kleidung!

Die Knie sind kälteempfindlich. Wenn Sie ziehende, rheumatische Beschwerden in beiden Knien verspüren, so tragen Sie eine lange Unter- oder Strumpfhose. Hilfreich sind auch Kniewärmer aus Wolle und Angora. Für Menschen, die lange Zeit kniend tätig sind (z.B. Fliesenleger, Pflasterer), empfiehlt sich die Benutzung von Knieschützern.

Ungeeignete Sportarten *Fußball* beansprucht die Knie stark. Der Unterschenkel wird mit großem Schwung gegenüber dem Oberschenkel beschleunigt, dabei wird die Kniescheibe großen Kräften ausgesetzt. Zusätzlich wirken immense Drehbewegungen auf das Knie ein. Durch die Stollenschuhe, die eine feste Verbindung mit dem Boden herstellen und bei einer Drehung des Oberkörpers kaum wegrutschen, wird die Belastung des Kniegelenks verstärkt. Infolge der Vielzahl kleiner Verletzungen, denen das Knie ausgesetzt ist, leiden mit der Zeit die Menisken. Einrisse des Innen- oder Außenmeniskus sind gerade bei Fußballern eine übliche Begleitverletzung. Bestehen zusätzlich noch Lockerungen der Kreuz- oder Seitenbänder, so wächst die Gefahr, der sich der Sportler aussetzt.

Da die Kniebänder die Stabilität des Kniegelenkes sichern, bewirkt ihr Fehlen eine erhöhte mechanische Belastung. Die Gelenkflächen gleiten stärker als beim gesunden Knie gegeneinander, der mechanische Abrieb nimmt zu. Die halbmondförmigen Menisken müssen mehr Druck aufnehmen und sind dieser Belastung nur für einen gewissen Zeitraum gewachsen. Wird der Fußball als Leistungssport nach einem Bandriß weitergeführt, so ist mit hoher Wahrscheinlichkeit mit der Entwicklung einer Arthrose zu rechnen.

Neben dem Fußball müssen auch andere Sportarten als kniebelastend gewertet werden. Hierzu gehören das *Hockeyspiel* und die Mehrzahl der *Hallensportarten*. Während z.B. beim Tennis auf einem Aschenplatz der Schuh auf dem Granulat bzw. der Asche wegrutschen kann und zu einem langsamen Abbremsen des Körpers führt, stoppt der Fuß auf dem Hallenboden sofort. Die Verzögerung durch das Rutschen geht verloren, die Gelenke müssen die ganze Last des Körpers und alle Bewegungsenergie abfangen. Man sollte diese eher kritische Sicht des Leistungssports nach Verletzungen nicht als Votum gegen den Leistungssport, gegen Fußball,

Hockey oder Hallensportarten sehen. Nur sollte sich jeder Spieler und erst recht jeder Trainer der Situation bewußt sein, daß sich Sportler mit Vorschäden einem erhöhten gesundheitlichen Risiko aussetzen. In jedem Fall sollte sich der Betroffene, nach Rücksprache mit seinen sportlichen Betreuern und dem behandelnden Arzt, für oder gegen die Fortführung des Sportes entscheiden. In einer Ausnahmesituation befinden sich Leistungssportler, die wissen, daß sie ihr finanzielles Ziel in wenigen Jahren erreicht haben. Hier müssen andere Maßstäbe angelegt werden, die Risikobereitschaft wird selbstverständlich höher sein. Menschen, denen der Sport einen Ausgleich ihrer sonst sitzenden Lebensweise bietet, sollten zu weniger verletzungs- und abnutzungsträchtigen Sportarten übergehen. Ein so begründeter Wechsel dürfte auch kaum jemandem ernstlich schwerfallen.

Kann man den Verlauf der Kniearthrose vorhersagen?

Allgemeine Aussagen zum Verlauf und den Zukunftsaussichten des Lebens mit der Kniearthrose lassen sich nur schwer machen. In der Regel führt die Kniegelenkarthrose nicht zu einer schwerwiegenden Einschränkung der Mobilität. Wichtiger als der objektiv im Röntgenbild feststellbare Verschleiß ist die persönliche Einstellung gegenüber der Kniearthrose. Wenn es Ihnen gelingt, mit leichten bis mäßigen Kniegelenkbeschwerden zu leben, sie als Teil Ihrer Person zu akzeptieren und nicht auf Beschwerdefreiheit zu warten, dann werden Sie sehr gut mit der Arthrose zurechtkommen. Wenn Sie jedoch mit Ihrem Schicksal hadern, werden Sie sich stärker beeinträchtigt fühlen.

Ich denke z.B. an einen meiner Patienten, der an einer sehr schweren Kniearthrose leidet. Es ist ein etwa 50jähriger Mann, der früher Feldhockey-Nationalspieler war. Eines seiner Knie befindet sich in einem extrem schlechten Zustand. Der Knorpel ist völlig aufgebraucht, die Gelenkflächen sind nicht mehr schön rund und glatt, sondern rauh und verbreitert. Er kommt nur selten zu einer Untersuchung und berichtet mir von seinen Aktivitäten: Er spielt weiter Hockey, allerdings mit einer Bandage, läuft Ski, macht große Bergwanderungen. Zwar kann er das Knie nicht ganz strecken und nur bis 90 Grad beugen, aber er fühlt sich dadurch nicht behindert. Wenn er Beschwerden hat, reibt er das Knie ein oder macht kühle Umschläge. Er achtet darauf, seine kräftige Oberschenkelmuskulatur zu erhalten, um dadurch das Knie zu schützen.

Ich möchte ihn nicht als Vorbild für andere empfehlen, aber sein Beispiel zeigt, daß man auch mit einem schweren Verschleiß gut zurechtkommen und sogar körperlich leistungsfähig sein und bleiben kann.

Das Hüftgelenk

Das Hüftgelenk ist ein Kugelgelenk. Der runde Hüftkopf sitzt in einer ausgehöhlten Gelenkpfanne, die sich in der Darmbeinschaufel befindet. Neben der guten knöchernen Abstützung, die der Kopf in der Pfanne findet, wird das Gelenk zusätzlich durch den großen Muskelmantel der Gesäß- und Hüftmuskulatur gehalten. Das Hüftgelenk weist durch diese Konstruktion einerseits eine sehr gute Beweglichkeit, andererseits aber eine maximale Stabilität und Belastbarkeit auf (Abb. 2, S. 17). Im Gegensatz zu den Gelenken der oberen Extremität, dem Ellenbogen- und Schultergelenk, sind die mechanischen Einwirkungen auf die Hüfte viel größer. Bei jedem Schritt belasten wir die Hüfte mit unserem Körpergewicht. Rennen oder springen wir, gehen wir bergauf, Treppen hinauf oder hinunter, so muß die Hüfte ein Vielfaches unseres Gewichtes tragen. Sie nimmt die Beschleunigung auf, die wir mit unseren Muskeln beim Loslaufen, beim Hochspringen, bei jedem Schritt erzeugen, und sie trägt die Last des Körpers beim Abbremsen einer Bewegung, so z.B. beim Aufkommen nach einem Sprung oder beim Bergabgehen. Wir spüren im Idealfall die beiden Hüftgelenke unser ganzes Leben nicht. Erst wenn der Gelenkknorpel die Last nicht mehr tragen kann, weil seine Dicke abgenommen hat oder kleine Auswüchse am Hüftkopf oder der Pfanne entstanden sind (Abb. 11, S. 33), dann wird uns bewußt, wie wichtig gesunde Hüftgelenke für unser tägliches Leben sind.

Die Symptome

Patienten mit einer Hüftarthrose klagen zuerst über Schmerzen beim Aufstehen. Die ersten Schritte sind schmerzhaft, es dauert einige Minuten, bis das Gelenk sich eingelaufen hat und durch die Gelenkflüssigkeit ausreichend geschmiert worden ist. Für lange Zeit geht das Laufen dann gut, erst nach vielen Kilometern treten erneut Schmerzen auf. Auch die Gelenkflüssigkeit reicht nun nicht mehr aus, um den von der Arthrose ausgehenden Schmerzreiz zu überwinden. Das Hüftgelenk versucht, Bewegungen, die besonders schmerzhaft sind, auszuschalten. Mit der Zeit schrumpft dadurch die Gelenkkapsel und läßt nur noch die unbedingt notwendigen Bewegungen zu. Das stärkere Ab- und Anspreizen sowie das Drehen im Hüftgelenk wird schmerzhaft. Patienten berichten über Probleme beim Schwimmen. Frauen leiden unter der Bewegungseinschränkung beim Geschlechtsverkehr, da das Abspreizen des Beines mit Schmerzen verbunden ist.

Auch die Hüftgelenksarthrose ist keine entzündlich-rheumatische Erkrankung, obwohl von ihr ziehende, rheumatische Beschwerden ausge-

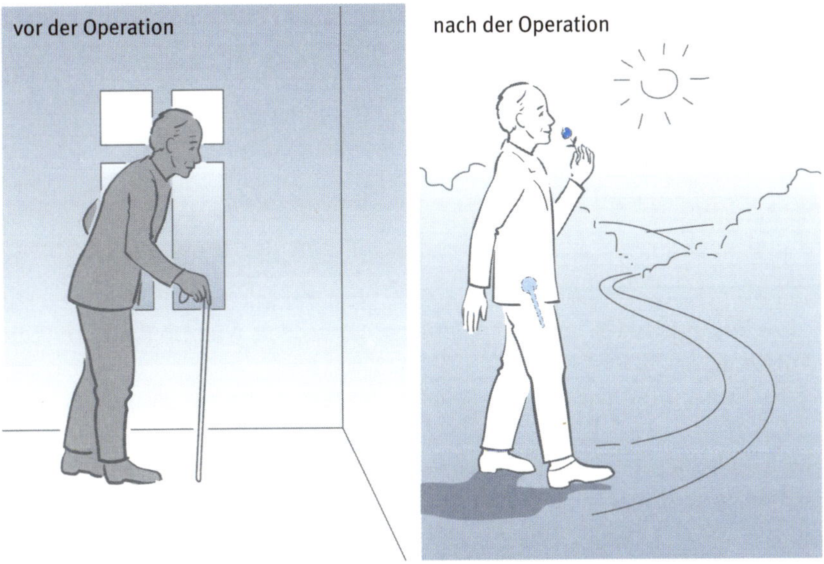

Abb. 40: Der künstliche Gelenkersatz nimmt die Schmerzen und verbessert die Beweglichkeit, eröffnet neue Horizonte.

hen. Die Schmerzen bleiben nicht nur auf die Leiste beschränkt, sie dehnen sich auf die Außenseite des Oberschenkels und das Kniegelenk aus. Manchmal beschreiben die Patienten sie wie Ischiasschmerzen.

Die Hüftgelenksarthrose kann die Lebensqualität stärker als andere Arthrosen einschränken. Durch die Beugehaltung der Hüfte wird das Gangbild beeinträchtigt, der Oberkörper wird nach vorne gezogen und die Knie werden in eine leichte Beugeposition gezwungen. So entsteht die vornübergeneigte Haltung, die für alte Menschen charakteristisch ist. Da sie als typische Altersarthrose diese greisenhafte Haltung erzwingt, wird sie von den Betroffenen als sehr eingreifend empfunden. Noch vor 100 Jahren wurde sie als »Malum coxae senile«, das »Hüftübel der Alten« bezeichnet. Da sich unsere Ansprüche an die Leistungsfähigkeit geändert haben und auch der alternde Mensch noch aktiv und dynamisch sein will, steht diese Erkrankung unserer ganzen Lebensauffassung entgegen.

Schreitet die Arthrose rasch fort, so kann das Gehen unmöglich werden. Andererseits kennt man auch langsame Verläufe, bei denen die Betroffenen über Jahrzehnte nur eine geringe Verschlechterung ihrer Beweglichkeit verspüren und ansonsten beschwerdefrei zurechtkommen.

Wenn der behandelnde Arzt den Verdacht einer Hüftgelenksarthrose hat, so wird er ein Röntgenbild der Hüften anfertigen lassen. Manchmal wird eine zusätzliche Aufnahme der Lendenwirbelsäule und des Kniegelenkes notwendig sein, um Veränderungen dieser Skelettabschnitte auszuschließen.

Die Behandlung

In den leichteren und den ruhenden Formen der Hüftgelenksarthrose sind zwei Behandlungsziele anzustreben:

- Die Beweglichkeit des Hüftgelenkes soll so weit wie möglich erhalten bleiben.
- Die Hüfte sollte vor starken Belastungen geschützt werden.

Die Erhaltung der Beweglichkeit kann mit häufigem Schwimmen, Fahrradfahren, Bewegungsübungen und Krankengymnastik erreicht werden. Bei Übergewicht trägt eine Gewichtsabnahme zur Entlastung des Hüftgelenkes bei. Übermäßig lange Wanderungen sollten vermieden werden, machen Sie Ihre Ausflüge lieber mit dem Fahrrad. Die Hüfte wird dabei zwar bewegt, das Gewicht wird jedoch zu einem großen Teil vom Sattel aufgenommen. Sofern Sie beruflich eine schwere Arbeit ausüben, sollte ein Wechsel innerhalb des Betriebs erwogen werden. Als Hilfsmittel bei stehenden Tätigkeiten haben sich entsprechende Stehhilfen bewährt, deren Kosten vom Arbeitsamt oder der Krankenkasse übernommen werden können. Ähnlich wie bei anderen Arthrosen sollte eine Unterkühlung vermieden werden. Lange Unterhosen oder längere Schlüpfer lindern den rheumatischen Schmerz. Es hat sich bewährt, in der Hausapotheke ein antirheumatisch wirksames Medikament vorrätig zu haben. Näheres zur medikamentösen Behandlung können Sie weiter oben im allgemeinen Teil nachlesen (S. 57).

Bei den weiter fortgeschrittenen oder aktivierten Formen der Hüftgelenksarthrose müssen sich Arzt und Patient sehr genau über die medizinische Situation und die vorhandenen Einschränkungen unterhalten. Zum Teil führen schon die krankengymnastische Behandlung, Massagen zur Muskelauflockerung, Schwimmen im warmen Wasser, Thermalbäder und der Ratschlag, lange Spaziergänge zu meiden, zur Schmerzlinderung. Antirheumatische Medikamente müssen unter Umständen regelmäßig eingenommen werden, um eine stärkere Beeinträchtigung der Lebensqualität durch den Schmerz oder die Bewegungseinschränkung zu verhindern. Mit einem Gehstock (Fritzstock, stabiler Regenschirm) kann ein Teil des Körpergewichtes auf den unterstützenden Arm übertragen werden. Der Gehstock sollte auf der Seite getragen werden, die dem arthrotischen Gelenk gegenüberliegt.

Bleiben alle diese Maßnahmen unbefriedigend oder nehmen die Schmerzen sogar noch zu, so ist ein operativer Eingriff zu überlegen. Neben gelenkerhaltenden Umstellungsoperationen, bei denen ein guterhaltener Teil des Hüftkopfes auf die Hauptbelastungsebene des Gelenkes eingestellt wird (Abb. 41), kommt der Ersatz durch ein Kunstgelenk in Frage. Der erste Eingriff wird vor allem bei Menschen unter dem sechzigsten Lebensjahr Verwendung finden. Bei der Umstellungsoperation wird der Knochen unterhalb des großen Rollhügels durchtrennt und in eine andere Position eingestellt. Diese Stellung wird durch Knochenschrauben und -platten gehalten. Nach ca. drei Monaten ist der Knochen wieder belastbar. Etwa ein bis zwei Jahre nach dem Eingriff werden die Metallteile entfernt. Oft lassen sich die Schmerzen durch einen solchen Eingriff langfristig lindern. Eine vollständige Beschwerdefreiheit und eine 100%ige Belastbarkeit der Hüfte kann trotz der Operation nicht erwartet werden.

Bei der Einpflanzung eines Kunstgelenkes entfernt der Chirurg zuerst den abgenutzten Hüftkopf und fräst die Gelenkpfanne aus. Dann wird ein Hüftkopf aus Metall oder Keramik, der an einem Stiel befestigt ist, in das Oberschenkelende eingeführt (Abb. 18, S. 64). Zur Verankerung wird entweder Knochenzement oder eine besondere, zementfreie Befestigungstechnik gewählt. Die Hüftpfanne besteht aus hochbelastbarem

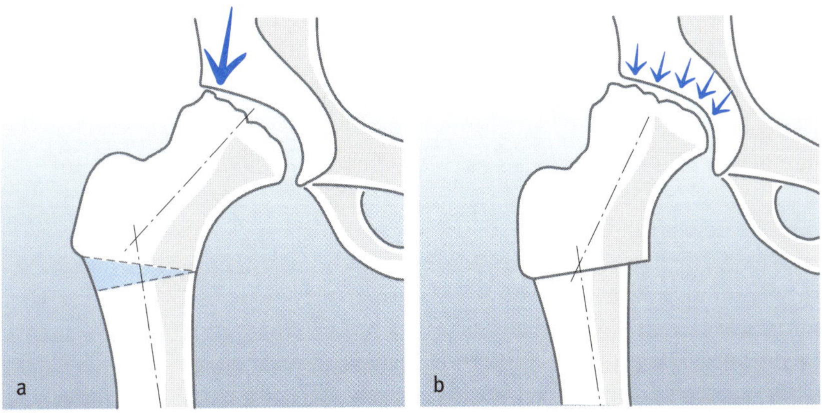

Abb. 41: Durch eine Umstellungsoperation verbessert sich die Belastung des Gelenkes.

Kunststoff oder einer Kombination von Kunststoff- und Metallteilen. Sie wird ebenfalls einzementiert oder eingeschraubt. Während die zementierten Hüftgelenksprothesen bereits während der Operation ihre volle Festigkeit erlangen, müssen die zementfrei eingebauten Prothesen erst einwachsen. Die Oberfläche dieser Prothesen ist meistens rauh. Der anfängliche Halt wird durch das Verkeilen oder das Einschrauben der Prothese erreicht. Im Laufe der Zeit wächst der Knochen an die Prothese heran und verankert sie fest.

Beide Operationsverfahren besitzen ihre Vor- und Nachteile. Da man hofft, durch die zementfreie Verankerung eine längere Haltbarkeit zu erreichen, werden diese Prothesen eher bei jüngeren Menschen eingebaut. Bei älteren Patienten, die einen weniger regenerationsfähigen Knochen besitzen, wird man meist die zementierte Hüftprothese vorziehen. Bei ihr ist die Komplikationsrate geringer und der anfängliche Tragekomfort höher. Die Haltbarkeit ist auch bei den einzementierten Kunstgelenken gut. Die stationäre Behandlung nach Einbau eines Kunstgelenkes dauert etwa zwei bis drei Wochen. Soweit möglich, empfiehlt es sich, anschließend einen Aufenthalt in einem speziellen Rehabilitationszentrum wahrzunehmen. Die Kosten hierfür werden in der Regel von der Krankenkasse oder dem Rentenversicherungsträger übernommen. Nach sechs bis zwölf Wochen kann der Patient erheblich besser laufen (Abb. 40, S. 121), vielfach verschwinden die Beschwerden vollständig. Natürlich sollte ein Kunstgelenk nicht wie ein normaler Knochen, der sich einer steigenden Beanspruchung anpaßt, belastet werden. Skilaufen, Reiten oder Sportarten die mit einer stärkeren Sprungbelastung einhergehen, sollte man vermeiden. Ein verantwortungsvolles Umgehen mit dem neuen Hüftgelenk verbessert dessen Haltbarkeit.

Gerade bei der Hüftgelenksarthrose hat der operative Fortschritt neue Perspektiven eröffnet. Das Hüftgelenkübel des alten Menschen hat seinen Schrecken verloren.

Was Sie selbst tun können

Wenn der Arzt Ihnen mitgeteilt hat, daß Sie an einer Hüftgelenksarthrose leiden, so sollte Ihnen diese Diagnose nicht zu viel Angst einjagen. Auch hier haben Sie Möglichkeiten, die Erkrankung günstig zu beeinflussen. Sofern Sie nur gelegentlich Beschwerden haben, sollten Sie die ab S. 45 gegebenen Hinweise für die ruhende Arthrose berücksichtigen.

Bewegung Kurz zusammengefaßt kann man sagen: *Bewegung ist gut, übermäßige Belastung schlecht.* Schwimmen Sie, fahren Sie Rad, vermeiden Sie übermäßig lange Spaziergänge und kontrollieren Sie Ihr Gewicht. Scheuen Sie sich nicht – nach Rücksprache mit Ihrem Arzt –, bei Schmerzen morgens nach dem Stuhlgang ein Zäpfchen einzuführen oder jeden bzw. jeden zweiten Tag ein Antirheumatikum einzunehmen. Sie brauchen dabei nicht immer die normale Dosis, bei manchen Menschen reicht auch schon die Hälfte oder ein Viertel der empfohlenen Menge. Mögliche Nebenwirkungen sind dann entsprechend seltener. Durch Ihre tägliche Gymnastik wirken Sie einer weiteren Einschränkung der Beweglichkeit entgegen. Auf längere Wanderungen nehmen Sie vorbeugend einen Stock mit.

Wärme Abendliche Bestrahlungen der Hüfte, warme Bäder mit Moorschwefel- oder anderen durchblutungsfördernden Zusätzen wirken wohltuend.

Wenn alle diese Verhaltensumstellungen und die medikamentöse Behandlung nicht mehr ausreichen, auch Krankengymnastik und Massagen keine Linderung bringen, wird Ihnen der Arzt vielleicht einen operativen Eingriff empfehlen. Stehen Sie dem nicht allzu ablehnend gegenüber. Die Ergebnisse des Einbaus von Kunstgelenken der Hüfte sind ganz ausge-

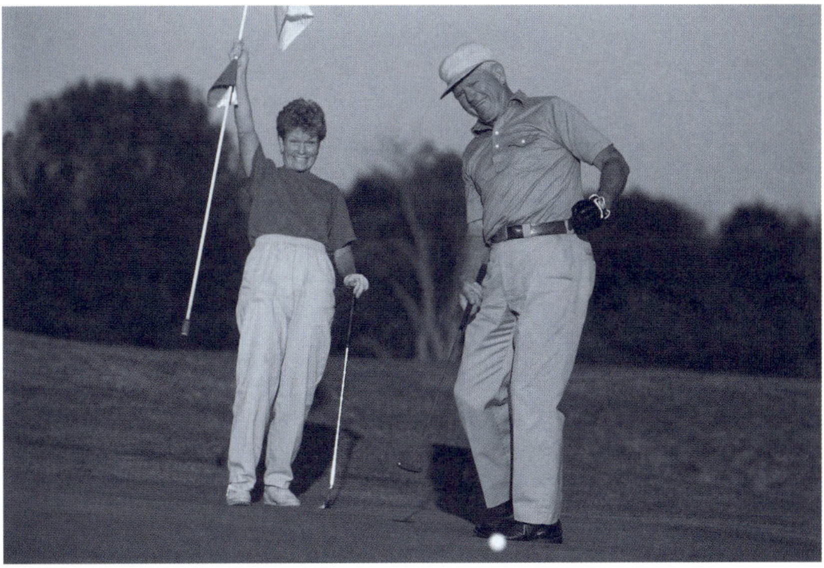

zeichnet. Für viele Menschen erschließt sich damit wieder ein normaler Aktionsradius. Die Komplikationsrate ist niedrig, es handelt sich heute um einen Routineeingriff.

Wenn Sie aber bereits ein sehr hohes Alter erreicht haben und Sie nicht mehr den Wunsch verspüren, Ihr Haus häufiger zu verlassen, Sie kaum Schmerzen haben und mit Hilfe eines Stockes zurechtkommen, dann müssen Sie sich nicht operieren lassen. Es handelt sich um einen Eingriff, der nur dann sinnvoll ist, wenn Sie leiden. Manchmal neigen die Angehörigen dazu, ältere Menschen, die mit ihrer Arthrose gut leben, von der Operation zu überzeugen. Das muß nicht sein. Ein älterer Mensch hat auch das Recht, sein Alter mit einer Hüftgelenksarthrose zu verbringen. Nicht jeder Mensch muß mit achtzig noch gerade und aufrecht gehen, und auch die gebeugte Haltung kann, wenn sie klaglos getragen wird, Würde ausstrahlen.

Durch das Zusammenspiel von nichtoperativer (konservativer) und operativer Behandlung sind die Aussichten bei einer Hüftgelenksarthrose heute günstiger denn je. Auch in Zukunft wird die Entwicklung nicht stehen bleiben, mit weiteren Fortschritten bei der Vervollkommnung der Kunstgelenke ist zu rechnen.

Die Arthrose im Alltag

Arthrose, Arbeit und Beruf

Im Alter zwischen zwanzig und sechzig Jahren verbringen wir den größten Teil des Tages am Arbeitsplatz. Auch in unserer Freizeit lassen wir uns vielfach von unserer beruflichen Tätigkeit prägen. Sei es, daß am Samstag oder am Sonntag die Tätigkeit der Woche vor- oder nachbereitet werden muß, oder daß der Handwerker in der Nachbarschaft hilft.

Die Arbeit, mit der wir unseren Lebensunterhalt verdienen und der wir unser soziales Ansehen verdanken, prägt unser ganzes Leben. Die Entwicklung einer Arthrose kann sich sowohl aus einer beruflichen Tätigkeit entwickeln, als auch völlig unabhängig von der Arbeit entstehen und ihrerseits eine Auswirkung auf die Berufstätigkeit haben. Je nach Art der ausgeübten Arbeit können die Folgen ganz unterschiedlich sein.

Stellen wir uns z.B. einen Maurer vor, der an einem Gelenkverschleiß des Sprunggelenkes leidet:

Seine Arthrose ist mittelstark ausgebildet, sie neigt zu entzündlichen Schüben, die er schlecht beeinflussen kann. Die Bauarbeit wird auf unebener Erde, auf Gerüsten und Leitern ausgeführt. Oft müssen zentnerschwere Zementsäcke oder schwere Steine getragen werden. Der Maurer ist durch den Schmerz und die Gangunsicherheit behindert. Mit der Belastung, die tagsüber auf seine Gelenke einwirkt, verschlechtert sich der weitere Verlauf der Arthrose.

Der Bankangestellte, der überwiegend am Schreibtisch tätig ist, hat gewisse Beschwerden auf dem Weg zur Arbeit. Auch die ersten Schritte nach dem Aufstehen aus dem Sitzen fallen ihm schwer. Er verrichtet aber eine Tätigkeit auf ebenem Fußboden, belastet das Gelenk kaum und ist so in seiner beruflichen Tätigkeit nicht eingeschränkt. Da der Beruf zu keiner weiteren Verschlechterung der Arthrose führt, sind seine Aussichten viel günstiger als die des Bauarbeiters. Kommt unser Maurer trotz der Behandlung seiner Arthrose nicht zurecht, so wird er seinen Beruf aufgeben müssen. Hat er das Pech älter als fünfzig Jahre zu sein, so droht ihm der soziale Abstieg. Eine Erwerbsunfähigkeitsrente kann er nicht erhalten, weil er ansonsten gesund ist. Da er viele Jahrzehnte nicht mehr zur

Schule gegangen ist, wird eine Umschulung schwierig. Nach langer Arbeitslosigkeit bleibt die Arbeitslosen- oder Sozialhilfe als letztes, aber nur sehr tief gespanntes Netz. Erst die Altersrente befreit ihn viele Jahre später aus seinem Schattendasein. Ganz anders der Bankbeamte, er kann trotz seines Leidens weiter in der Hierarchie aufsteigen und in den verbleibenden zehn bis fünfzehn Jahren seiner Berufstätigkeit noch zusätzliche Einkommensgewinne verbuchen.

Was kann man bei einer Arthrose raten?

Wegen dieser gänzlich verschiedenen Lebenssituationen können allgemeine Ratschläge nur sehr zurückhaltend gegeben werden. Ich würde dem Maurer in unserem Beispiel nicht empfehlen, seine berufliche Tätigkeit aufzugeben. Ich würde mit ihm über gefährliche Arbeiten sprechen, die er in keinem Fall mehr ausführen sollte, z.B. das Gehen über schmale Bohlen auf Gerüsten, die Mithilfe beim Gerüstbau, Arbeiten auf Dächern und auf Baustellen, auf denen eine besondere Absturzgefährdung besteht. Ich kann ihm nicht raten, auf alle körperlichen Anstrengungen zu verzichten, da ich als Arzt nicht in der Lage bin, die sozialen Konsequenzen zu tragen.

Einer meiner Patienten hat das 55. Lebensjahr überschritten, er hat eine hochgradige Arthrose an beiden Hüften und Kniegelenken und geht breitbeinig wie ein Seemann. Er könnte eine Erwerbsunfähigkeitsrente beantragen. Ein solcher, medizinisch sicher sinnvoller Ratschlag würde aber keine Rücksicht auf seine persönliche Situation nehmen. Er ist seit kurzem erst wieder verheiratet, hat einen zweijährigen Jungen und eine Frau, die um vieles jünger ist als er. Eine Rente würde den finanziellen Lebensunterhalt der Familie nicht mehr sichern und die Partnerschaft vielleicht in eine tiefe Krise stürzen.

Von medizinischen Tatbeständen allein kann somit kaum jemals eine Entscheidung abhängig gemacht werden. Diese Einschränkung ist wichtig, um nicht den Eindruck zu erwecken, daß man sich bei der Arthrose nur in einer ganz bestimmten Weise verhalten kann. Der Gelenkverschleiß ist keine bösartige Erkrankung, und die mehr allgemeinen Hinweise zum Arbeitsleben dienen nur dazu, *sich der Problematik bewußt zu werden.* Die Entscheidung über das weitere Verhalten kann *nur der Betroffene selbst* fällen.

Problemfall »sitzende Beschäftigung«

Ein sehr großes körperliches Problem ist der Bewegungsmangel durch sitzende Tätigkeit. Bereits auf S. 28 wurde darauf hingewiesen, daß eine überwiegend sitzende Beschäftigung für die Gelenke durchaus nicht als günstig zu bezeichnen ist. Der Stoffwechsel wird nicht angeregt, die Schmierung durch die Gelenkflüssigkeit ist nicht ausreichend, trotz Ruhehaltung treten Druckspitzen in den Gelenken auf. Das Sitzen mit angebeugten Kniegelenken führt z.B. zu einer Druckerhöhung auf den Knorpel der Kniescheibenrückfläche. So günstig sich eine regelmäßige Bewegung sämtlicher Gelenke auswirkt, so ungünstig kann sich auch eine übermäßig starke Belastung bemerkbar machen. Bei zwei Menschen mit völlig gleichen genetischen Anlagen wird derjenige mit einer schweren körperlichen Arbeit eher eine Arthrose der unteren Extremitäten, d.h. der Hüften, Knie oder Sprunggelenke, bekommen als die nur leicht arbeitende Vergleichsperson. Arthrosen der Hüften sind allein schon deshalb häufiger als Arthrosen der Schultern, weil wir die Hüften im Gegensatz zu den Schultern dauernd belasten. Eine Arthrose der Schultergelenke ist fast eine Rarität. Als weiterer Beweis für die These, daß der Gebrauch unserer Gelenke auch zu einem Verschleiß führt, können die Hände dienen. Die zum Teil überaus schmerzhafte Arthrose des Daumensattelgelenkes tritt praktisch immer an der Arbeitshand auf. Nun läßt sich aus diesem Beispiel natürlich nicht der Schluß ziehen, daß wir nur noch die andere Hand benutzen, daß wir nichts arbeiten oder daß wir alle schweren Tätigkeiten meiden sollten. Da der Körper über eine große Kompensationsbreite verfügt, steigt die Belastbarkeit mit der Schwere der Arbeit oder – im Sport – mit der Intensität des Trainings. Der Holzfäller hat ganz andere Muskeln, eine bessere Durchblutung und einen stärkeren Knochenbau als der Schneider oder der Bankbeamte. Dank dieser Anpassung gibt es viele Schwerarbeiter, die keinen wesentlichen Gelenkverschleiß entwickeln.

Hilfsmittel, die die Belastungen senken

Bemerken Sie die ersten Anzeichen einer Gelenkabnutzung mit wiederkehrenden Entzündungen, so sollten Sie gemeinsam mit Ihrem Arzt überlegen, wie sich Spitzenbelastungen reduzieren lassen. Je nach Situation können vorbeugende medizinische Eingriffe, das Geradestellen eines O- oder X-förmig verbogenen Kniegelenkes, die Verordnung von Spezialschuhen mit druckentlastender Wirkung, von Sohlen mit speziellen Polsterungen, eine Einlagenversorgung oder das Umkonstruieren einzelner Maschinen usw. eine Besserung bringen. An einer Maschine, bei der ein Fußhebel überwiegend mit einem arthrotischen Bein gedrückt wird, könnte sich z.B. ein Umbau erreichen lassen, der das gesunde Bein stärker miteinbezieht. Viele Arbeiten, die traditionell im Stehen ausgeführt werden, lassen sich auch im Sitzen erledigen. Falls das nicht möglich ist, bietet die orthopädietechnische Industrie eine große Anzahl von Stehhilfen an (Abb. 42). Auch für die Büroangestellten hat sich in den letzten Jahren eine Verbesserung ergeben. Früher klagten viele Patienten, die an mechanischen Schreibmaschinen saßen, über starke Schmerzen in den Fingergelenken, weil sie an einer Arthrose litten. Mit den elektrischen Schreibmaschinen und dem Einzug der Computer wurde die Beanspruchung der Finger geringer. Allerdings begünstigt die Arbeit mit der Maus die Entstehung von Schulterschmerzen.

Änderung des Arbeitsplatzes

Wenn Sie der Meinung sind, daß Sie eine Arbeit auf Dauer nicht mehr ausführen können, sollten Sie zuerst mit Ihrem Hausarzt oder Orthopäden sprechen. Informieren Sie den Arzt ohne falsche Scheu über Ihr Problem am Arbeitsplatz. Sofern Sie Ihre Tätigkeit nicht mehr ausüben können, wird Ihr Arzt Ihnen helfen. Nach Vorlage eines Attestes und einem

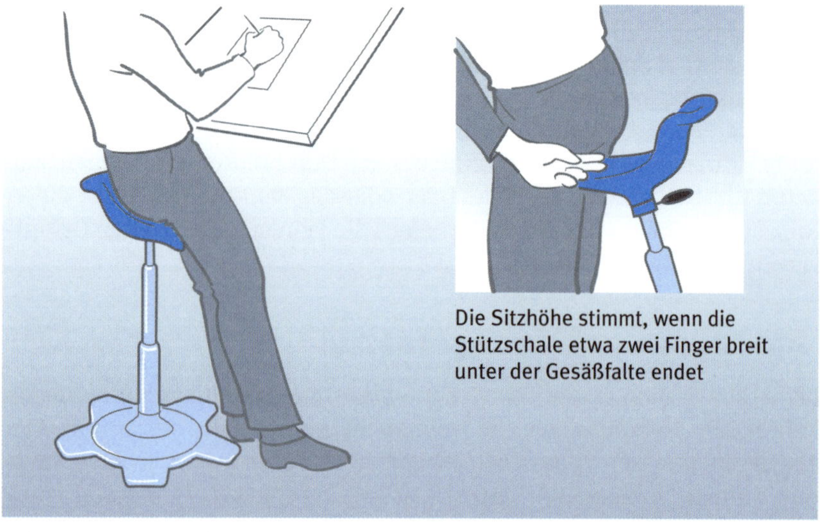

Abb. 42: Eine Stehhilfe entlastet die unteren Extremitäten wirkungsvoll bei der Arbeit.

Gespräch mit dem Betriebsarzt kann versucht werden, Ihnen einen angemessenen Arbeitsplatz zur Verfügung zu stellen. Da die Arthrose durch die zukünftige Tätigkeit nicht weiter ungünstig beeinflußt wird, ist Ihnen selbst damit gedient. Durch solches Vorgehen vermeiden Sie am ehesten soziale Konsequenzen, wie Arbeitslosigkeit, niedrigeres Krankengeld, berufliche und soziale Diskriminierung. Schalten Sie ruhig Ihre betriebliche Interessenvertretung mit ein. Ist der Betrieb groß genug, so wird sich fast immer ein geeigneter Arbeitsplatz finden lassen. Viel schwieriger ist die Situation, wenn Sie wegen einer Arthrose über viele Monate oder bis zum Zeitpunkt der Aussteuerung aus der Krankenkasse krankgeschrieben waren. Dann wird auch der Arbeitgeber nur noch selten bereit sein, eine Umsetzung einzuleiten oder eine berufliche Rehabilitation zu unterstützen.

Umschulung

Läßt sich in der bisherigen Firma kein für Sie günstiger Arbeitsplatz finden, so überlegen Sie, ob nicht eine Umschulung in Betracht kommt. Das Arbeitsamt finanziert eine entsprechende Umschulung aus gesundheitlichen Gründen und kommt für den Lebensunterhalt während der Zeit der Umschulung auf. Sie sollten aber Ihren Arbeitsplatz nicht aufgeben, bevor die Umschulung bewilligt ist und Ihnen auch Aussichten auf einen Arbeitsplatz in dem neuerlernten Beruf gemacht wurden. Neben Gesprächen mit dem Arbeitsberater, Ihrer eigenen Firma und dem Betriebsrat werden auch medizinische Untersuchungen von Arbeitsamtsärzten und evtl. weiteren Spezialisten hinzukommen. Diese Untersuchungen sind keine bürokratischen Maßnahmen oder Schikane. In Ihrem eigenen Interesse ist es notwendig, das Ausmaß Ihrer gesundheitlichen Beeinträchtigung und Ihre zukünftige Belastbarkeit abschätzen zu können.

Antrag zur Feststellung der Behinderung

Sind Sie durch mehrere Arthrosen beeinträchtigt, so sollten Sie beim Versorgungsamt einen Antrag zur Feststellung der Behinderung stellen. Das Versorgungsamt wird Berichte bei den behandelnden Ärzten einholen und danach den Grad der Behinderung (GdB) einschätzen. Zweck dieser Festsetzung ist, Ihnen einen Nachteilsausgleich zu gewähren. Dieser kann entweder in steuerlichen Vergünstigungen oder in einem besonderen Kündigungsschutz bestehen. Teilen Sie dem Arbeitgeber die Behinderung mit, denn er muß eine sogenannte Schwerbehindertenquote erfüllen, für die er ansonsten eine Ausgleichsabgabe entrichten muß (Näheres finden Sie auf S. 139).

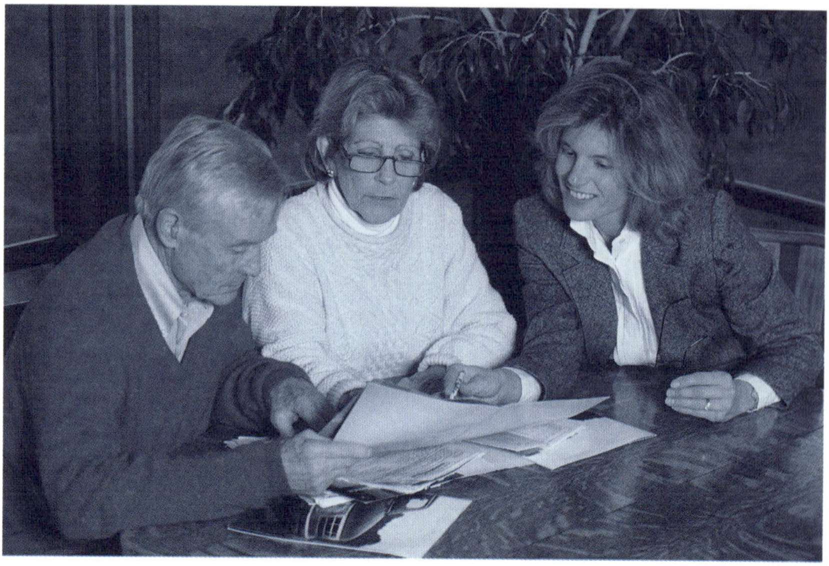

Arbeitsunfähigkeit/Rentenantrag

In einer anderen Situation befinden sich ältere Arbeitnehmer, die sich dem sechzigsten Lebensjahr nähern. Wenn sich eine Versetzung im bisherigen Betrieb nicht mehr realisieren läßt, und die Arbeitsbedingungen so sind, daß der Betreffende die Tätigkeit nicht ohne Schaden und eine weitere Verschlechterung der Gesundheit ausführen kann, so besteht Arbeitsunfähigkeit. Oft dauert diese Arbeitsunfähigkeit bis zum Erreichen des Rentenalters bzw. einer vorgezogenen Berentung.

Aus eigener, vielfacher Erfahrung rate ich, ohne Hemmungen mit dem behandelnden Arzt über die berufliche Problematik zu sprechen. Wissen Arzt und Patient, daß eine Rückkehr in das Arbeitsleben unwahrscheinlich ist, so können sie gemeinsam nach Wegen suchen, die Rente einzureichen und auch erfolgreich zu erhalten. Bei unklarer Rechtssituation kann ein spezieller Rentenberater, ein Rechtsanwalt, der VDK (Verband der Kriegs- und Wehrdienstopfer, Behinderten und Sozialrentner Deutschlands e.V.) oder die Rechtsstelle der Gewerkschaft beratend zur Seite stehen.

Für viele Menschen verändert die Arthrose nicht nur die körperliche Belastbarkeit, sie hat auch Auswirkungen auf das gesamte soziale Umfeld, die Arbeit, Familie, Freundeskreis und die finanzielle Absicherung. Je klarer Sie selbst die Folgen der Arthrose erkennen und je eher Sie bereit sind, die sozialen Konsequenzen zu ziehen, d.h. Hilfen anzunehmen oder Forderungen zu stellen, desto eher behalten Sie die Oberhand über Ihre Erkrankung. Unbeeinflußbare Schmerzen bei einer Arthrose sind fast immer auch der Ausdruck einer ungelösten Konfliktsituation. Stellen Sie keine zu hohen medizinischen Ansprüche an den Arzt, er wird Ihnen nicht immer alle Schmerzen nehmen können, er kann sie aber lindern und Ihnen auch in Zeiten eines Berufswechsels, einer Umschulung oder dem Übergang in die Rente hilfreich zur Seite stehen.

Arthrose und Sport

Für viele besitzt der Sport eine unvergleichbar hohe Bedeutung. Ich bemerke es in meiner Praxis immer kurz vor Beginn der Skisaison oder den Sommerferien. Wie oft steht bei meinen Patienten die Frage im Vordergrund, ob sie Skifahren oder Surfen können und was sie mit ihrer Arthrose überhaupt machen dürfen.

Die Antwort ist nicht immer leicht und läßt sich auch nicht schematisch geben.

Einer der höchstbezahltesten und berühmtesten Fußballer der letzten Jahrzehnte litt an einem ausgeprägten Hüftgelenksschaden, einer Hüftdysplasie. Hierbei überdecken die Hüftpfannen die Hüftköpfe nicht, die Belastung ist selbst bei langen Spaziergängen für die Hüftpfanne zu groß. Das Fußballspielen war also Gift für ihn. Trotzdem gehörte er viele Jahre zu den begehrtesten Fußballern des Landes. Andere Fußballstars spielen ohne Kreuz- und Seitenbänder und erzielen die besten Torerfolge.

Was soll man als Arzt hier also raten? Die Antwort ist an sich klar, Fußball ist nicht der richtige Sport für den Patienten. Trotzdem wäre ein solcher Ratschlag völlig in den Wind gesprochen, weil er das Lebensumfeld des Betroffenen nicht berücksichtigt.

Welche Sportart eignet sich für Sie?

Doch kommen wir auf Sie zurück. Für Sie ist der Sport ein Ausgleich für mangelnde Bewegung. Wir nehmen an, Sie haben eine Knie- oder Hüftarthrose, die Ihnen zeitweise Beschwerden bereitet. Sollen Sie z.B. Skifahren? Um diese Frage zu beantworten, sind mehr Informationen nötig. Es ist wichtig zu wissen, ob Sie bereits über eine langjährige Erfahrung im Skifahren und eine entsprechende Technik verfügen. Eine gute Technik senkt das Risiko. Unübersichtliche Tiefschneefahrten, Abfahrten, die an die Grenze Ihres Leistungsvermögens herangehen und tollkühne Manöver bergen eine erhöhte Verletzungsgefahr. Darüber hinaus führen solche Abfahrten durch die stärkere mechanische Belastung der Gelenke zu einer weiteren Abnutzung. Die ruhende Arthrose kann in einen aktivierten, entzündeten Zustand übergehen. Wenn Sie dagegen Ihren Kenntnissen angepaßt und besonnen fahren, gut vorbereitete Pisten nutzen, Tiefschnee, gefährliche, vereiste und harte Abfahrten meiden, so dürfte kaum etwas dagegen sprechen, auf die Bretter zu steigen. Sie müssen immer daran denken, daß Sie einen sehr sensiblen Meßfühler in Ihrem Körper eingebaut haben. Überschreiten Sie die Ihrem Körper zumutbare Belastbarkeit, so bekommen Sie Schmerzen. Der Schmerz zeigt Ihnen, daß Ihr Gelenk überbelastet wurde. Der Schmerz zwingt Sie zur Besinnung und zur Ruhe, er schützt Sie. Sie sollten mit der auslösenden, sportlichen Belastung nicht wieder beginnen, bevor der Schmerz nicht vollständig abgeklungen ist. Handeln Sie gegen diesen Grundsatz, so wird es nicht lange dauern, bis Ihre Arthrose sich verschlechtert.

Ich würde Ihnen abraten, nach der Diagnose einer Hüft- oder Kniearthrose mit dem Skifahren zu beginnen. Es wäre falsch, einen Sport zu erlernen, der für Sie keine Perspektive hat und bei dem Sie wegen einer Einschränkung der Gelenkbelastbarkeit oder Beweglichkeit einem höheren Verletzungsrisiko ausgesetzt sind. Sie sollten sich in diesem Fall eine Sportart aussuchen, die Sie ohne das Risiko einer Verschlechterung der Arthrose durchführen können.

Die individuellen Einschränkungen beachten

Ich kenne einen Patienten mit einer schweren Kniearthrose, der leistungsmäßig Kanu fährt. Bei diesem Sport werden die Knie- und Hüftgelenke nicht stärker belastet. Neben einem solchen echten Ausgleichssport sind Schwimmen oder Radfahren gut geeignet. Bei Arthrosen der unteren Extremitäten sollte der sonst sehr geschätzte Langlauf kritisch betrachtet werden. Eine leichte Arthrose der Hüfte oder des Knies dürfte hier allerdings weniger problematisch sein. Sie können zwar laufen, sollten auf Marathonstrecken aber verzichten. Die entsprechende Schuhauswahl ist wichtig, evtl. können spezielle Sporteinlagen den Fuß entlasten. Bekommen Sie nach dem Laufen Schmerzen in Hüfte oder Knie, so sollten Sie überlegen, ob Sie so sehr an dieser Sportart hängen, daß Sie eine weitere Verschlechterung der Arthrose in Kauf nehmen. Vielleicht können Sie sich auch auf einen anderen Sport umstellen. Im Einzelfall wird Ihnen das Gespräch mit Ihrem Arzt weiterhelfen.

Sie können von der Medizin nicht verlangen, daß Sie auch bei maximaler Belastung völlig beschwerdefrei werden. Mir ist ein Patient mit einem Gelenkverschleiß des Ellenbogens in guter Erinnerung, der eine leichte Einschränkung beim Strecken und Beugen des Armes verspürte. Ursache war hier nicht der sonst häufige »Tennisellenbogen«, eine harmlose Knochenhautentzündung am ellen- oder speichenwärtigen Oberarmknochen, sondern ein echter Gelenkverschleiß. Ich informierte ihn darüber, daß er diesen Verschleiß hatte und langfristig damit leben müßte. Er solle sich beim Tennis auf diese verminderte Belastbarkeit einstellen. Der ausgesprochen freundliche Patient konnte sich mit dieser Auskunft nicht abfinden. Er suchte einen zweiten Kollegen auf, dieser empfahl ihn an einen sehr guten, operativ tätigen Arzt, der einen Gelenkeingriff durchführte. Leider entwickelte der Patient eine am Ellenbogen häufige Komplikation. Es kam zu einer Verkalkung der Gelenkkapsel, der Kalk mußte erneut operativ entfernt werden. Im Ergebnis war die Beweglichkeit viel schlechter als vor der Operation, nur mit Mühe kann er sich mit dem betroffenen Arm die Nase putzen oder sich rasieren, von Sport ist keine Rede mehr.

Leistungssport mit jähem Ende?

Überlegen Sie deshalb, wie sehr Sie die Arthrose behindert und ob Sie nicht mit ihr zurechtkommen können. Wenn der Patient mit der Ellenbogenarthrose auf das Tennisspielen als Leistungssport verzichtet hätte, dann hätte er für viele Jahrzehnte mit gewissen Einschränkungen in seiner Freizeit weiter spielen können. Diese Überlegung gilt natürlich für alle anderen Gelenke ebenso. Das Fußballspielen als Leistungssport sollten Sie einstellen, wenn Sie eine Kniearthrose haben, die womöglich noch mit einem Meniskusschaden oder einer alten Bandverletzung einhergeht. Das heißt nicht, daß Sie völlig darauf verzichten müssen. Sie können schon einmal in einer »Schoppenmannschaft« kicken oder eine Jugendmannschaft trainieren. Darunter wird Ihr Gelenk nicht leiden, aber das mehrfache Training in der Woche und das leistungsorientierte Spiel überfordert Ihr Gelenk. Es kommt zu Schmerzen, zu wiederkehrenden Gelenkergüssen und in der Folge zu einer immer weiteren Schädigung des Knies. Verzichten Sie jedoch nicht ganz auf die körperliche Bewegung, sondern weichen Sie auf eine andere Sportart aus.

Nicht immer bedeutet das Auftreten von Schmerzen während des Sports, daß Sie mit dieser Disziplin aufhören müssen. Bei einer Arthrose der

Schulter z.B. können schwungvolle Abspreizungen des Armes bei der Gymnastik für Sie schmerzhaft sein.

Verzichten Sie auf diese Übung, aber machen Sie bei allem anderen mit. Erzwingen Sie keine schmerzhafte Bewegung. Das gleiche gilt für die bei vielen Tennisspielern vorhandene Abnutzung des Schultereckgelenkes. Hier sind vor allem die Aufschläge und die Annahme hoher Bälle

Tab. 2: Sport und Gelenkbelastung*

Sportart	stark belastete Gelenke
Badminton	Ellenbogen, Schulter, Hand, Knie
Basketball	Schulter, Finger, Knie
Bergsteigen	Hüfte, Knie, Schulter, Ellenbogen, Hand, Finger
Bodybuilding	Schulter, Knie
Boxen	Finger, Hand, Knie
Fallschirmspringen	Hüfte, Knie, Sprunggelenke
Fechten	Schulter, Knie
Fußball	Hüfte, Knie, Sprung- und Zehengelenke
Gewichtheben	Hüfte, Knie, Schulter
Golf	Schulter, Ellenbogen
Handball	Schulter, Ellenbogen, Hand, Finger, Knie, Sprunggelenke
Hockey	Knie, Sprunggelenke
Judo	Schulter, Knie
Kanufahren	Schulter, Ellenbogen, Hand
Laufen	Hüfte, Knie, Sprunggelenke
Paddeln	Schulter, Ellenbogen, Hand
Radfahren	Bergauf: Kniegelenke
Reiten	Hüfte, Knie
Ringen	Knie, Schulter
Rudern	Schulter, Ellenbogen, Hand, Knie
Schießen	Schulter, Ellenbogen, Hand
Schwimmen	Knie, Schulter
Skifahren	Knie, Hüfte
Sprungsportarten	Hüfte, Knie, Sprunggelenke
Surfen	Schulter, Ellenbogen, Hand
Tennis	Schulter, Ellenbogen, Hand, Knie
Tischtennis	Schulter, Ellenbogen, Hand
Turnen	Schulter, Ellenbogen, Hand, Knie, Sprunggelenke
Volleyball	Finger, Hand, Knie
Wasserball	Schulter, Finger, Knie

* Die Tabelle kann nur zur Orientierung dienen, da Intensität und Technik der Sportausübung in weiten Grenzen variieren.

schmerzhaft. Stellen Sie Ihre Technik um, und entlasten Sie dadurch das Schultereckgelenk. Wichtig ist dieser Hinweis auch für die Skigymnastik. Für Personen mit einer Arthrose der Hüfte oder des Knies sind Sprungübungen aus der Hocke nicht geeignet. Sie erreichen nur, daß anstelle des Muskelaufbaues ein schmerzhafter Reizzustand entsteht. Bereiten Sie sich lieber mit Kräftigungsübungen vor, bei denen das Knie gestreckt gehalten wird (Abb. 39, S. 117). Sie werden in den Kapiteln, die sich mit den Arthrosen der einzelnen Gelenke befassen, immer wieder Hinweise auf schädliche Belastungsformen und einen günstigen Bewegungsausgleich erhalten. Haben Sie Zweifel, so sprechen Sie mit Ihrem Arzt.

In der Tabelle auf S. 136 finden Sie in alphabetischer Reihenfolge gelenkbelastende und -schonende Sportarten.

Arthrose und Urlaub

Wer freut sich nicht schon Wochen vorher auf den langersehnten Urlaub? Er bietet Ausgleich für die Arbeit und den im Laufe des Jahres angesammelten Streß, Sie können abschalten und neue Kräfte sammeln. Welche Hinweise lassen sich für einen Menschen mit arthrotischen Gelenkveränderungen geben?

Überlegen Sie schon bei Ihrer Planung, welches Klima Ihnen besonders zusagt. Stabile Witterungsbedingungen, milde bzw. warme Temperaturen haben meist einen günstigen Effekt. Aber auch trockene Kälte wird von vielen langjährigen Arthrosekranken als angenehm empfunden. Bei kühler, feuchter Witterung und häufig wechselnden Wetterlagen klagen die Patienten oftmals über verstärkt auftretende, im ganzen Körper ziehende Beschwerden. Die Erfahrung zeigt, daß die überwiegende Zahl der Menschen mit einer Arthrose in trockenem und warmem Klima schmerzfrei wird. Sicher spielen die Entlastung von häuslichen oder beruflichen Pflichten, die Abwesenheit des Stresses und die Erwartungshaltung eine Rolle. Andererseits weiß man, daß die orthopädischen Praxen im Sommer weit weniger zu tun haben als in den Monaten der feuchten Witterung. Ein Urlaub in südlichen Gefilden schafft es oftmals, eine Arthrose für viele Monate in den ruhenden Zustand zu überführen.

Neben der Auswahl des Urlaubsortes sollten Sie auch die Anreise berücksichtigen. Es tut einer Hüftgelenksarthrose z.B. nicht gut, wenn Sie mehrere Tage im Auto sitzen und den Urlaubsort völlig erschöpft erreichen. Auch auf der Rückfahrt geht ein Teil des Erholungseffektes auf diese Wei-

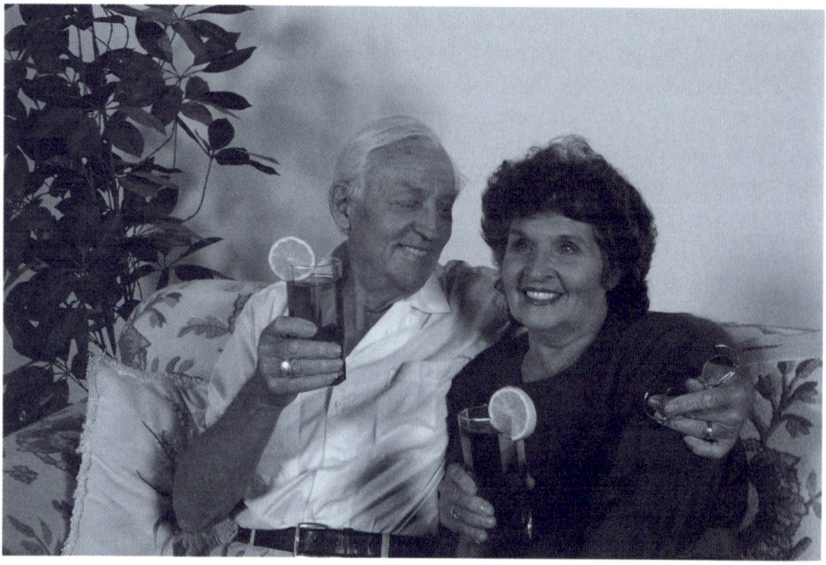

se wieder verloren. Besser ist eine Bahnfahrt oder Flugreise, mit der Sie rascher und schonender ans Ziel gebracht werden.

Bei der Vorbereitung zur Reise sollten Sie sich nicht übernehmen. Beschränken Sie sich beim Packen auf das Notwendigste. Das Tragen schwerer Koffer ist schädlich. Oft wird gerade eine Urlaubsreise zum Auslöser für die Aktivierung einer Schultergelenksarthrose.

Überfordern Sie sich nicht!

Man möchte im Urlaub etwas erleben und sich auch sportlich betätigen. Dazu finden Sie einige Hinweise auf S. 133. Überschätzen Sie Ihre Kondition und die Belastbarkeit Ihrer Gelenke nicht, und beginnen Sie lieber langsam mit den ungewohnten Betätigungen. Oder bereiten Sie sich bereits einige Wochen vor dem Urlaub durch ein Ausdauertraining auf die kommende körperliche Anstrengung vor. Sie können mit Ihrem Sport nicht genauso anfangen, wie Sie im letzten Jahr am Ende des Urlaubs aufhörten. Es ist sicher nicht richtig, beim Skifahren mit dem steilsten Abhang, den Sie im vorigen Jahr so glänzend herunterfahren konnten, zu beginnen. Auch beim Wassersport und beim Surfen muß es nicht unbedingt das größte Segel beim stärksten Wind sein, obwohl es doch vor elf Monaten so schön ging. Mit einer langsamen Steigerung der Schwierigkeit senken Sie die Verletzungsgefahr und vermeiden es, Ihre Gelenke zu überfordern. Bei Schmerzen, die als Folge einer falschen sportlichen Technik auftreten können, ist zu überlegen, ob Sie nicht wieder an einem Kurs teilnehmen oder einige Trainerstunden buchen sollten. Sie können mit dem Trainer Ihre Probleme besprechen und durch eine Änderung Ihrer Technik eine weitere Verschlechterung vermeiden.

Der Urlaub dient der Regeneration. Sie gewinnen neues seelisches Gleichgewicht. Auch unseren Gelenken tut diese Ruhe gut. Schon das Liegen im warmen Sand, das Lesen, das sich Treibenlassen im Wasser und der ganz andere Lebensrhythmus beeinflussen unsere Gelenke günstig. Setzen Sie sich also keinem Urlaubsstreß aus. Es muß nicht unbedingt eine neue Sportart sein. Freuen Sie sich an den Surfern, die ins Wasser fallen oder exzellent surfen. Urlaub, das ist Freizeit und Erholung für Ihre Gelenke.

Arthrose als Behinderung

Manchmal kann eine Arthrose nach jahrzehntelangem Verlauf zu einer bleibenden Behinderung führen. Die Beweglichkeit des Gelenkes, z.B. der Hüfte oder des Kniegelenkes, schränken sich mit der Zeit immer stärker ein, es treten Schmerzen beim Belasten, selten auch in Ruhe auf. Der Aktionsradius des Betroffenen nimmt ab. Es sind meist Menschen über dem sechzigsten Lebensjahr, die unter einer solchen Behinderung leiden. Nicht immer läßt sich mit konservativen oder operativen Mitteln eine Beseitigung der Arthrose und der Behinderung erreichen. Bleibt eine Einschränkung bestehen, sollten Sie überlegen, inwieweit eine Anerkennung als Schwerbehinderter Nachteile ausgleichen kann. Als Schwerbehindertem können Ihnen Steuererleichterungen, eine teilweise Befreiung von der Kraftfahrzeugsteuer oder die Gewährung von Ermäßigungen im Nahverkehr zustehen. Für Personen, die im Erwerbsleben stehen, ist mit der Anerkennung als Schwerbehinderte ein besonderer Kündigungsschutz verbunden. Größere Firmen sind gesetzlich verpflichtet, z.Zt. 6 % ihrer Arbeitsplätze für Schwerbehinderte zur Verfügung zu stellen, andernfalls müssen sie eine Ausgleichsabgabe entrichten.

Sie können den Antrag auf Feststellung einer Behinderung bei Ihrem zuständigen Versorgungsamt stellen, die Adresse finden Sie im Telefonbuch. Sind Sie im Zweifel, ob ein solcher Antrag gerechtfertigt ist, sollten Sie mit dem entsprechenden Sachbearbeiter des Amtes sprechen oder sich mit dem VDK in Verbindung setzen. Mit Ihrem Antrag entbinden Sie gleichzeitig die Sie behandelnden Ärzte von der Schweigepflicht. Das Versorgungsamt sendet Ihnen einen Vordruck zu, auf dem Sie Ihre Beschwerden und Behinderungen beschreiben. Das Versorgungsamt fordert dann automatisch von Ihrem Hausarzt einen Befundbericht an. In Zweifelsfällen werden Facharztbefunde zugezogen.

Der Grad der Behinderung

Für die Bestimmung des Grades der Behinderung (GdB) sind rechtsverbindliche Normen festgesetzt. Seien Sie deshalb nicht erstaunt, wenn Ihre Behinderung geringer geschätzt wird, als Sie aufgrund Ihrer Schmerzen annehmen. Bewertet werden in erster Linie funktionelle Ausfälle, z.B. Bewegungseinschränkungen als Folge einer Arthrose, wenngleich

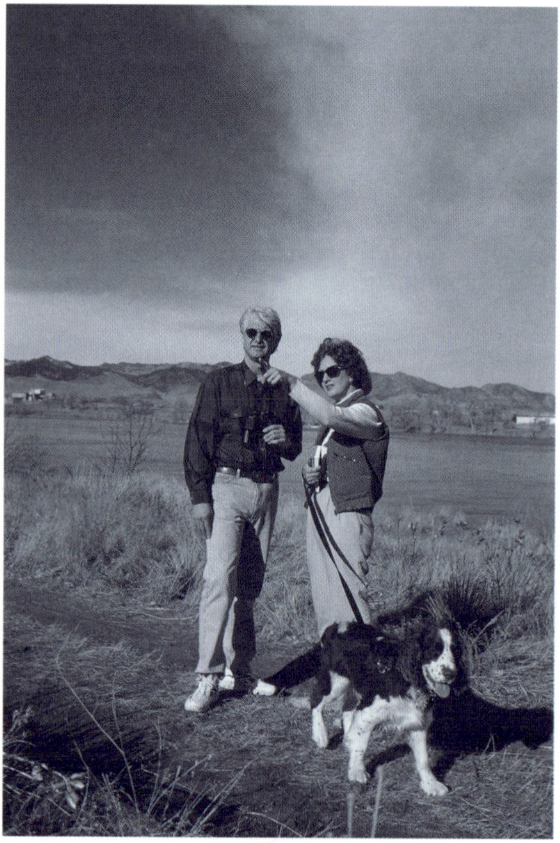

auch Schmerzen Berücksichtigung finden sollen. In den entsprechenden Richtlinien wird z.B. die Amputation unterhalb des Kniegelenkes mit einem Grad der Behinderung von 50 bewertet. Eine Querschnittslähmung entspricht einem GdB von 100. Eine Bewegungseinschränkung des Kniegelenkes, bei der sich der Unterschenkel nur bis zum rechten Winkel beugen läßt, ergibt einen GdB von 10. Ein Hüftgelenk mit einer Streckbehinderung von 20 Grad und eine Aufhebung der Drehbewegung entspricht einem GdB von 20–30. Der Einbau eines Kunstgelenkes der Hüfte wird in der Regel mit einem GdB von 20, eine Knieendoprothese noch mit einem GdB von 30 eingeschätzt. Wenn Sie einen Schwerbehindertenantrag stellen, sollten auch Einschränkungen berücksichtigt werden, die nicht auf orthopädischem Gebiet liegen (innere Erkrankungen von Herz, Lunge, Leber usw.). Den entsprechenden Bericht erstellt dann Ihr Hausarzt oder Internist.

So begrüßenswert der Nachteilsausgleich durch die Feststellung einer Schwerbehinderung für den einzelnen ist, so sehr kann sich die festgestellte Behinderung auch als ein psychologisches Problem erweisen. Einerseits hat der Antragsteller eine Einstufung der Behinderung erhalten, andererseits soll er sich gar nicht behindert fühlen, er soll mit seiner Arthrose zurechtkommen und ein weitgehend normales Leben führen. Sehen Sie die Feststellung einer Schwerbehinderung nicht als ein belastendes Etikett an, sondern betrachten Sie es als das, was es ist: der von der Gesellschaft gewährte Nachteilsausgleich bei einer Einschränkung Ihrer körperlichen Funktion.

Antrag abgelehnt?

Hat das Versorgungsamt Ihren Antrag auf Anerkennung als Schwerbehinderten abgelehnt, so sollte Sie diese negative Antwort nicht dazu bewegen, nun Ihre Schmerzen um so stärker zu verspüren, um dadurch den Beweis Ihrer Behinderung zu erbringen. Auf Dauer würde Sie eine solche Haltung nur auf die Schmerzen und die Funktionseinbuße durch die Arthrose fixieren.

Das Ziel der medizinischen Behandlung und Ihrer eigenen Aktivitäten soll ja gerade dazu dienen, eine echte Behinderung abzuwenden. Ob ein Widerspruch oder eine Klage vor dem Sozialgericht sinnvoll und erfolgversprechend ist, sollten Sie mit Ihrem Arzt, einem Anwalt oder einem Vertreter der Behindertenorganisation besprechen. Doch behalten Sie immer im Auge, daß Ihr erstes Ziel nicht der Schwerbehindertenausweis, sondern die von Ihnen ausgehende Initiative und körperliche Aktivität ist, die Sie Ihre Behinderung überwinden läßt.

Was können Sie von Ihrem Arzt und der Medizin erwarten?

Die Fortschritte der medizinischen Diagnostik und Therapie sind überwältigend. Jahr für Jahr bereichern neue Entwicklungen das ärztliche Therapiespektrum. Diese großartigen Möglichkeiten verleiten uns manchmal dazu, alles Heil und alle Gesundung nur in der Medizin zu sehen und die eigenen Selbstheilungskräfte des Körpers und das Umgehen mit unseren Beschwerden zu vernachlässigen. Dies gilt besonders für den Gelenkverschleiß.

Die Arthrose als einen normalen körperlichen Vorgang begreifen
Während unseres ersten Lebensjahres haben wir das Laufen gelernt, später sind wir gerannt, geklettert und ohne Mühe gesprungen. Als Jugendliche und junge Erwachsene haben wir gespürt, wie sich unsere Kräfte entfalten. Nun, im Alter müssen wir erkennen, daß unserem Körper Grenzen gesetzt sind, die wir einhalten müssen. Überschreiten wir sie dauernd, so werden wir durch Schmerzen und Krankheit an unser Alter erinnert. Auch die Arthrose ist eine der Altersveränderungen, an die wir uns in gewissem Rahmen anpassen müssen.

Ein achtzigjähriger Greis, der am Stock geht, ist nicht unbedingt ein Fall für den Orthopäden. Wenn er keine Schmerzen hat, so ist er trotz der Arthrose der Hüft- und Kniegelenke gesund! Er hat für sich selbst die richtige Behandlung gefunden, lebt mit der Arthrose und kommt bei seinen Ansprüchen mit der nur noch geringen Belastbarkeit seiner Gelenke zurecht. Die Medizin und der einzelne Arzt können uns helfen, die Arthrose zu bewältigen. Einerseits wird der Arzt uns die Grenzen der Belastbarkeit aufzeigen und versuchen, uns vor einer weiteren Schädigung zu bewahren. Andererseits wird er die diagnostischen und therapeutischen Möglichkeiten verantwortungsvoll ausnutzen. Nicht jeder Mensch mit einem schweren Hüftgelenksleiden braucht ein künstliches Hüftgelenk. Die Notwendigkeit einzugreifen, besteht erst dann, wenn Schmerzen oder Funktionseinschränkungen auftreten, die den Betreffenden so sehr einengen, daß ihm die Unannehmlichkeit und die Risiken der Operation gegenüber den bestehenden Beschwerden klein erscheinen.

Die Signale des Körpers verstehen lernen

Es kann auch nicht Ziel des Arztes sein, uns die Beschwerden vollständig zu nehmen. Er wird sie lindern. Wir brauchen den Rat des Arztes, um zu erkennen, was wir tun und lassen sollen, ob eine Belastung sich eher günstig oder schlecht auswirken wird. Mit Hilfe der medizinischen Behandlung werden die Beschwerden so beeinflußt, daß unsere Lebensqualität nicht wesentlich leidet und wir am normalen Arbeits- und Familienleben teilnehmen und das Leben genießen können. Es wäre falsch, vom Arzt Schmerzfreiheit und Heilung zu verlangen. Der Mensch ist keine Maschine, wir können unsere Einzelteile nicht nach Belieben austauschen. Und selbst eine Maschine nutzt sich im Laufe ihres Lebens ab. Die Maschine hat gegenüber dem Menschen sogar einen wesentlichen Nachteil. Sie kennt keinen Schmerz, ihre Lager laufen so lange weiter, bis überhaupt nichts mehr geht, bis sie stillsteht. Der Mensch kann sich durch ein behutsames Umgehen mit seinen Gelenken auch an eine langsamere Gangart gewöhnen. Der Körper ist in der Lage, sich bis zu einem gewissen Grad selbst zu regenerieren. Fast immer wird die aktivierte Arthrose durch die vom Schmerz erzwungene Schonung in die ruhende, wieder belastbare Form übergehen.

Wie wichtig der Schmerz ist, sehen Sie an einer fürchterlichen Krankheit: der Schmerzlosigkeit. Dieses »Analgesie-Syndrom« verhindert, daß der Betroffene überhaupt jemals einen Schmerz bemerkt. Die Folgen sind katastrophal und letztlich selbstzerstörerisch. Bereits morgens beim Frühstück dringt ein Brotkrümel in die Lippe ein, den der Patient weder bemerkt noch entfernt. Es entsteht eine Wunde, die vernarbt. Durch die Vielzahl von Verletzungen verformen sich im Laufe der Zeit die Lippen und der Mund wird kleiner. Eine Fliege, die ins Auge fliegt, löst ebenfalls keinen Schmerz und keine Schutzreaktion aus. Schmerzen an den Gelenken kennt der Patient nicht. Er macht unachtsame Bewegungen, verdreht sich die Gelenke und schädigt den Knorpel. Bereits im kindlichen Alter werden die Gelenke zerstört, sie kennen den heilsamen Schmerz nicht. Durch die häufigen Verletzungen, durch die Belastung auch dann, wenn Ruhe vonnöten wäre, schreitet die Erkrankung bis zur vollständigen Zerstörung der Gelenke fort. Schmerz, Schonung und Ruhe sind die Voraussetzung für den Erhalt unserer körperlichen Integrität und Unversehrtheit.

Pflegen Sie Ihre Gelenke!

Die Arthrose ist im weitesten Sinne eine Zivilisationskrankheit. Gelenkverschleiß ist zum Teil durch unsere einseitige Lebensweise bedingt. Der Bewegungsmangel verhindert ein tägliches und regelmäßiges Training unserer Muskeln und damit die bessere Versorgung von Gelenkinnenhaut und Knorpel mit Nahrungsbestandteilen. Mit dem Bewegungsmangel sind auch andere Risikofaktoren verbunden, die sich ungünstig auf die Gesundheit unserer inneren Organe auswirken. Bewegungsmangel und Übergewicht sind zwei Seiten der gleichen Medaille. Menschen, die sich regelmäßig bewegen und die mit Hilfe des Sports »Gelenkpflege« betreiben, sind vor Übergewicht besser geschützt. Sie haben mehr Freude an ihrem eigenen Körper, sie genießen die Bewegung und ihre körperliche Leistungsfähigkeit. Trotz einer gesundheitsbewußten Einstellung müssen wir nicht grundsätzlich auf das Feiern mit gutem Essen und Trinken verzichten. Der Spaß an der Bewegung kann jedoch kaum mit einer dauernden übermäßigen Nahrungsaufnahme und einem hohen Alkoholgenuß verbunden sein. Auch das Rauchen wirkt sich nicht günstig auf die Bewegung aus, Kurzatmigkeit und chronische Bronchitis sind oftmals die Folgen. *Gezielte körperliche Belastung* und Ausgleichssport dienen gleichzeitig der Vorbeugung vor Krankheiten, denen die meisten älteren Menschen bei uns zum Opfer fallen, z.B. der Arterienverkalkung mit ihren Folgen Herzinfarkt und Schlaganfall.

Sport, Ernährung und Vorsorge

Natürlich ist nicht jeder ein geborener Sportler, aber wir können bei unseren Kindern und den Enkeln darauf hinwirken, daß sie sich bewegen und Spaß daran haben. Warum sollten Sie nicht den Besuch Ihrer Enkel dazu nutzen, mit ihnen zu schwimmen oder eine Fahrradtour zu unternehmen, anstatt fernzusehen oder ins Kino zu gehen. Die Kinder haben sicher viel Spaß, und Sie tun Ihrer eigenen und der Gesundheit der Ihnen anvertrauten Kinder damit einen Gefallen.

- Auch die Ernährung spielt eine wichtige Rolle. Ich weiß von keiner speziellen Diät oder Ernährung für Menschen mit Gelenkleiden. Eine normale Mischkost mit frischem Obst, Gemüse, mäßigem Eiweiß- und Fleischanteil ist sicher zu empfehlen. Es ist auch nicht falsch, Fleisch oder speziell Schweinefleisch zu meiden. Fleisch enthält einen höheren Anteil an Fett, dieses ist wiederum ein ausgesprochener Kalorienträger. Eine Ideologie sollte man aus der Ernährung jedoch nicht machen. Das wichtigste Gebot ist, in Maßen zu essen und zu trinken. Man muß kein absoluter Alkoholgegner sein, um gesunde Gelenke zu behalten. Gegen ein Glas Bier oder Wein wird sich sicher kein medizinisches Argument finden lassen.

- Pflegen Sie Ihre Gelenke durch *gymnastische Übungen*. Halten Sie sie beweglich, verbessern Sie den Stoffwechsel und kräftigen Sie die benachbarte Muskulatur. Entsprechende Hinweise zur Übung finden Sie in dem das jeweilige Gelenk betreffende Kapitel. Neben der individuellen Krankengymnastik oder Bewegungsübungen, die Ihr Arzt Ihnen verordnet, bieten Volkshochschulen, Gymnastik- und Turnvereine sowie Hausfrauen- und andere Organisationen spezielle Gymnastikgruppen für Menschen mit Gelenkleiden an. In einigen Städten beteiligen sich Ärzte gemeinsam mit Gymnastiklehrern, Krankengymnasten, Sozialarbeitern und Psychologen an derartigen Kursen. Besonders viel Erfahrung in der Organisation derartiger Gymnastikgruppen besitzt die Rheuma-Liga, die in allen größeren Städten Niederlassungen hat (Adressen s. S. 148). Lassen Sie sich nicht durch den Namen »Rheuma-Liga« abschrecken. Die Rheuma-Liga ist eine Selbsthilfeorganisation für alle Personen mit Gelenkerkrankungen, d.h. auch für diejenigen mit einem Gelenkverschleiß. Die Hilfestellung, die Sie von der Rheuma-Liga erhalten, geht weit über die Gymnastik hinaus. Sie berät Sie auch in Fragen des täglichen Lebens, der Organisation Ihres Haushaltes und bei beruflichen Problemen.

- Neben der Gelenkpflege durch Gymnastik können Sie Ihr Gelenk auch schützen. Mit dem Begriff »Gelenkschutz« wird ein Verhalten bezeichnet, das vor allem Menschen mit einem echten Gelenkrheuma, der rheumatischen Arthritis, nützt. Diese leiden oft unter der Beeinträchtigung von Kraft und Geschicklichkeit. Es geht im wesentlichen darum, schwere und schädliche körperliche Belastungen auszuschalten. Für einen Menschen, der z.B. eine ausgeprägte Arthrose oder Arthritis der Fingergelenke hat, kann das Schreiben mit einem dünnen Bleistift, das Öffnen von Schlössern oder Wasserhähnen mit kleinen Griffen sehr schmerzhaft oder sogar unmöglich sein. Durch eine solche, mit viel Kraft ausgeführte Bewegung entsteht ein Schmerz. Bei mehrfacher Wiederholung kann die Arthrose aus dem ruhenden in einen entzündeten Zustand übergehen. Durch die Anfertigung kleiner *Hilfsmittel,* die Vergrößerung der Greiffläche durch Schaumstoffrollen, das Auswechseln des Wasserhahns, die Vergrößerung des Schlüssels usw. kann die Last auf mehrere Gelenke verteilt und das arthrotische Gelenk entlastet werden. Zum Öffnen von Dosen oder Gläsern haben sich Hilfsmittel bewährt, die die Angriffsfläche vergrößern und das Daumensattelgelenk entlasten. Zum Gelenkschutz bei Menschen mit Knie- oder Hüftgelenksverschleiß gehört die Benutzung des Fahrrades auf längeren Wegen oder beim Einkaufen. Bei Arthrosen der Schulter, des Ellenbogens oder der Hände sollte zum Einkauf ein kleiner Wagen mitgenommen werden. Scheinbar handelt es sich nur um geringfügige Maßnahmen, in ihrer Summe erhöhen sie die Lebensqualität erheblich, die Einschränkung im täglichen Leben wird viel geringer. Neben diesen mehr allgemeinen Hinweisen können Sie konkrete Therapievorschläge in den die einzelnen Gelenke betreffenden Kapiteln nachlesen.

Die Arthrose ist überwindbar

Vielleicht wundern Sie sich, weil die Aussage, daß die Arthrose überwunden werden kann, im Gegensatz dazu steht, daß wir alle im Laufe unseres Lebens mehr oder weniger vom Gelenkverschleiß betroffen werden. Das ist zweifelsohne richtig. Wir haben jedoch auf den vorangegangenen Seiten gesehen, daß die Arthrose nicht zu einer wesentlichen Einschränkung der Lebensqualität führen muß und daß die Diagnose für Sie ein Anlaß sein sollte, Ihr Leben neu zu überdenken. Würde die Arthrose zu einer immer weiteren Einschränkung Ihres Lebensraumes führen, so wären Sie von ihr abhängig. Ihr Ziel muß es sein, über der Arthrose zu stehen, d.h. Ihr Leben so zu planen und zu gestalten, daß Sie mit der Arthrose leben können. Das wird je nach Stadium der Arthrose ganz unterschiedlich sein. Vielleicht können oder wollen Sie noch einige Zeit lang Leistungssport ausüben, vielleicht entschließen Sie sich schon bald, auf eine schonendere sportliche Betätigung überzuwechseln. Vielleicht lassen Sie nur eine besonders belastende Arbeit weg.

Mit der Zeit finden Sie heraus, welches Medikament Ihnen am besten hilft und wieviel Sie einnehmen können, ohne Nebenwirkungen zu verspüren. Ihr Arzt wird mehr und mehr zum Berater, mit dem Sie wesentliche Weichenstellungen Ihres Lebens besprechen. Mit den kleinen Übeln des Alltags kommen Sie zunehmend allein zurecht. Die Hilfe des Hausarztes oder des Orthopäden wird vor allem in Zweifelsfällen bei einem neuen Schub der Arthrose oder bei einer kurzzeitigen Verschlechterung notwendig sein. Ich berate meine Patienten gerne in diesen Fragen und bespreche die Therapie gemeinsam mit ihnen. Nach einigen Jahren haben sie viel besser herausgefunden, was ihnen gut tut und wie sie ihre Beschwerden am besten lindern können. Gemeinsam können wir ein Therapieprogramm erarbeiten, mit dem nach kurzer Zeit wieder ein neues Gleichgewicht erreicht wird.

Die Arthrose überwinden heißt, mit seinem eigenen Körper und mit der individuell möglichen Belastbarkeit in Harmonie und im Gleichgewicht leben.

Adressen

Weitergehende Fragen, die Ihre eigene Arthrose betreffen, sollten Sie am besten mit Ihrem Hausarzt oder Orthopäden besprechen.

Die Selbsthilfegruppe, die bei Rheuma- und Arthrosebeschwerden berät, ist die

Deutsche Rheuma-Liga e.V.
Bundesverband
Maximiliansstraße 14
53111 Bonn
Tel.: 02 28/76 60 60
Informationen über Regionalgruppen erhalten Sie dort.

Weitere praktische Tips zum Umgang mit der Arthrose enthält das

»Arthrose Info«
das von der Deutschen Arthrose Hilfe e.V.
herausgegeben wird (Postfach 11 05 51; 60 040 Frankfurt/M).

Hat Ihre Arthrose zu einer dauerhaften Behinderung geführt, so können Sie sich an Ihr zuständiges *Versorgungsamt* wenden und einen Antrag auf Feststellung Ihrer Behinderung stellen.

Sachverzeichnis